¡Siéntete Radiante!

en 8 semanas

PILAR BENÍTEZ

¡Siéntete Radiante!

en 8 semanas

ALIMENTACIÓN, MEDITACIÓN,
EJERCICIO Y TALENTO

Grijalbo

Papel certificado por el Forest Stewardship Council®

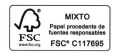

Primera edición: febrero de 2018

© 2018, Pilar Benítez
© 2018, Penguin Random House Grupo Editorial, S. A. U.
Travessera de Gràcia, 47-49. 08021 Barcelona
© Núria Estremera, por las fotografías de Pilar Benítez
© Thinkstock y Shutterstock, por las fotografías interiores

Printed in Spain – Impreso en España

ISBN: 978-84-253-5582-0
Depósito legal: B-26.440-2017

Compuesto por Fernando de Santiago

Impreso en Gómez Aparicio, S.L.,
Casarrubuelos (Madrid)

GR 5 5 8 2 0

Penguin
Random House
Grupo Editorial

Dedico este libro a todos aquellos a los que pueda servir de ayuda, con la ilusión de que utilicen el autoconocimiento y el cuidado de uno mismo como herramientas para ofrecer al mundo lo mejor de sí mismos. Y desde aquí, también les animo a «contaminar» con esta actitud a cuantos les rodean, para ir tejiendo, sin prisa pero sin pausa, una red creciente de personas que irradien salud, energía y equilibrio.

ÍNDICE

BIENVENIDA AL PROGRAMA 8 SEMANAS (P8S)

EL P8S SEMANA A SEMANA

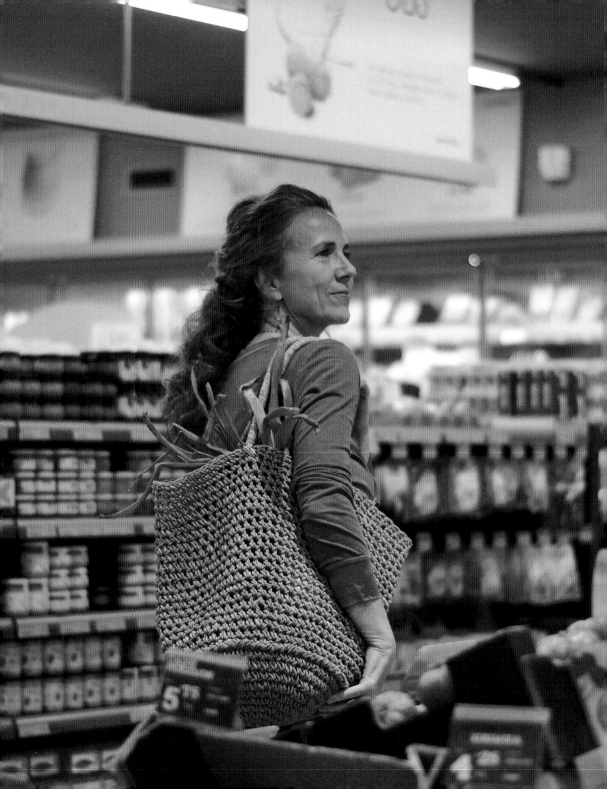

INTRODUCCIÓN

¿QUÉ ES SENTIRSE RADIANTE?

Cuando nos sentimos sanas, energéticamente equilibradas y a gusto con nosotras mismas, emanamos de forma natural un brillo que va de dentro hacia fuera. Eso es sentirse radiante. A partir de ahí, surge todo lo demás: nuestro poder personal, magnetismo, creatividad, ilusión por vivir... Cuando nos sentimos radiantes, tenemos a nuestra disposición todos los recursos personales para hacer frente al camino de la vida con plenitud.

Un apunte de Pilar *Para cambiar hay que atreverse, hay que lanzarse, hay que probar y arriesgarse. Las cosas no ocurren por culpa de los demás, sino por nuestras propias decisiones. Mi experiencia personal es que hay una forma eficaz de recuperar la energía vital, de cuidarse, de sentirse mejor y de llevar una vida más satisfactoria, tanto en el presente como con vistas al futuro, y ¡en este programa vas a encontrarla!*

LOS HÁBITOS SALUDABLES SON LA CLAVE

Sentirse radiante debería constituir un derecho de todo ser humano, pero lo cierto es que se trata de un estado que debemos procurar a través de todas las pequeñas decisiones que vamos tomando a lo largo del día: ¿qué desayuno?, ¿qué como y bebo entre horas?, ¿cuánto rato dedico a hacer ejercicio?, ¿respiro adecuadamente para oxigenar mis células?, ¿tengo algún momento de silencio para conectar conmigo misma?, ¿gestiono bien mis emociones, o son ellas las que me gestionan a mí?, ¿me hidrato suficientemente?, ¿qué ceno si se hace tarde? Podemos hacer frente a estas preguntas de tres formas: 1) sin ninguna conciencia, vamos improvisando sobre la marcha sin pensar en la importancia que tendrá para nuestro bienestar, confiando en la providencia y en la sabiduría de nuestro cuerpo; 2) con la intuición de que sería bueno poder hacerlo mejor, pero sin darle prioridad, y 3) con conciencia, sabiendo que son decisiones fundamentales para seguir avanzando por la vida con salud, energía y poder personal. A las que responden con la primera opción les diría que sí, estamos de acuerdo en que el cuerpo es sabio y el universo «provee», pero tu salud está directamente relacionada con cómo te cuidas cada día; porque tu constitución orgánica responde mientras puede, los años pasan y si no ayudas a tu cuerpo a regenerar el desgaste diario, antes o después se resentirá. Asume la responsabilidad de una vez, anímate a ser la dueña de tu salud y de tu destino. A las que responden con la segunda opción les diría que su intuición no falla, y que es hora de pasar a la acción. Y a las que se decantan por la tercera les aseguro que en este programa van a encontrar la guía que están buscando.

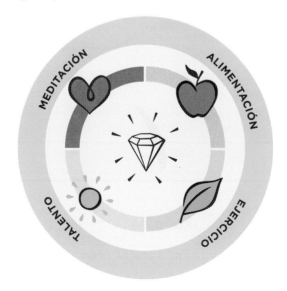

A veces, las grandes mejoras provienen de cambios en lo más básico, lo más obvio. Cada día comes, bebes, respiras, sientes, te mueves. Es fundamental que pongas atención en ello. Te acompañamos para que aprendas a llevarlo a la práctica.

PILAR

¿QUÉ BENEFICIOS OBTENDRÁS AL PONER EN PRÁCTICA ESTE PROGRAMA DE HÁBITOS SALUDABLES?

A continuación, comprobarás todos los beneficios de aplicar este programa:

- AUMENTAR TU NIVEL DE ENERGÍA

- MEJORAR TUS DIGESTIONES

- APRENDER RECETAS SALUDABLES

- APRENDER QUÉ COMER Y BEBER ENTRE HORAS

- MEJORAR TU CONCENTRACIÓN

- REGULAR TU ESTADO DE ÁNIMO

- MEJORAR EL ESTADO DE TU PIEL

- SENTIRTE MÁS LIGERA

- REGULAR TU PESO

- DESCANSAR MEJOR

- REDUCIR EL ESTRÉS

- APRENDER A ORGANIZARTE MEJOR

- APRENDER LLENAR TU CARRITO DE LA COMPRA CON SENTIDO

CONSTITUCIÓN Y CONDICIÓN

CONSTITUCIÓN FÍSICA: Conjunto de características físicas y energéticas con las que nacemos.

CONDICIÓN FÍSICA: Características que dependen de nuestro estilo de vida, nuestra alimentación, nuestros hábitos...

LA CONSTITUCIÓN Y LA CONDICIÓN: EN QUÉ SE DIFERENCIAN

Cada persona nace con una constitución y con el tiempo desarrolla una condición.

La constitución es el conjunto de características físicas y energéticas con las que nacemos, algo así como nuestra «marca de fábrica». Nos habla de la estructura interna y de la fortaleza del organismo, no podemos modificarla.

La condición, por su parte, es el resultado de cómo nos cuidamos, y por tanto sí que podemos incidir sobre ella. Es el estado en que nos encontramos en función de cómo vivimos, principalmente de cómo comemos, pero también de cómo respiramos, de qué ejercicio hacemos, de cómo dormimos o cómo gestionamos nuestras emociones y nuestros pensamientos.

¡PREPÁRATE!

Recuerda en qué iremos poniendo el foco durante el programa:

SEMANA 1: Sustituye el azúcar por endulzantes saludables, ¡es la base!

SEMANA 2: Vamos a desayunar como reinas, nos lo merecemos

SEMANA 3: Menos carne y ¡más legumbres!

SEMANA 4: Cena tempranito, y si se hace tarde... ¡ligero!

SEMANA 5: ¿Qué comer entre horas? Tus *snacks* saludables y ricos

SEMANA 6: Cuando comas fuera de casa: prepara unos *tuppers* deliciosos

SEMANA 7: Los zumos y el détox: ¿cuándo y cómo?

SEMANA 8: Recursos radiantes que te ayudarán a sentirte mejor

FOCO DE LA SEMANA

SEMANA 1:	• En busca del equilibrio • ¿Por qué calidad orgánica?
SEMANA 2:	• Sustituimos el azúcar • Cuidado con el alcohol
SEMANA 3:	• Menos carnes y más legumbres • ¿Por qué cereal integral?
SEMANA 4:	• El agua que bebes • ¿Y si como en un restaurante? • ¡Cocinar tiene sus ventajas!
SEMANA 5:	• Ácido versus alcalino • Conoce bien la quínoa, la avena y otros cereales
SEMANA 6:	• ¿Qué proteínas vegetales puedo usar? • ¿Qué pasa con los lácteos? • ¿Y el café? • Cómo combinar los alimentos
SEMANA 7:	• La importancia de los aceites • Conoce más sobre las verduras
SEMANA 8:	• Las formas de cocción • Crea tu rincón del gourmet • ¡Yujuuu! Ya sabes cómo ser dueña de tu salud y de tu vida

TU DÍA A DÍA

Empezamos el programa ¡cada jueves!, de forma deliberada, para que los contenidos encajen lo mejor posible con los días de la semana. Obviamente, es solo mi propuesta, que tú puedes cambiar como desees para adaptar el programa a tu agenda.

 JUEVES: **La lectura de la semana**   LUNES: **Tu plan de meditación**

 VIERNES: **Tu plan de ejercicio**   MARTES: **Consejos útiles**

 SÁBADO: **¡Vamos de compras!**   MIÉRCOLES: **Conecta con tu talento**

 DOMINGO: **¡A cocinar! Recetas de la semana**

DIARIO DE ENTREGAS

JUEVES	Menú semanal Recetas de la semana Lista de la compra semanal	Cocina el domingo *Tips* imprescindibles
VIERNES	Lectura para el fin de semana Plan de ejercicio de la semana	Plan de yoga *Tips* para tu ejercicio
SÁBADO	¡Hoy, de compras! Plan de meditación de la semana	*Tip* para tu meditación
DOMINGO	¡Hoy, a cocinar para la semana!	Consejos muy útiles, ¡muy útiles!
LUNES	¡Prueba esto!	
MARTES	Desarrolla tu talento	
MIÉRCOLES	Medita con Pilar	

LOS BENEFICIOS DE COCINAR

EL EJERCICIO DE COCINAR

Cocinar también es una buena forma de ejercitar la mente, pues requiere de un ejercicio de programación muy interesante (para planificar y ordenar los menús, los platos de una comida, las combinaciones posibles, los ingredientes, las cantidades, los tiempos de cocción, etc.). Y de concentración, pues mientras cocinas tienes que estar presente, tienes que estar por lo que haces, de lo contrario sale todo mal.

Por tanto, cocinar bien te prepara y te da recursos y habilidades que luego son importantísimos para aplicar en la vida, en el trabajo o en las relaciones, porque te ayuda a estar enfocada mentalmente y a no dispersarte.

VENTAJAS

Nos gustaría que realmente vieras las ventajas de meterte en la cocina, pues muchas mujeres jóvenes (no sé si es tu caso) han crecido huyendo de la cocina por una especie de prejuicio absurdo, o quizá como reacción al machismo que históricamente ha querido encerrar a las mujeres en la cocina. Hoy en día, con serenidad y como una elección, podemos volver a la cocina y disfrutarla, podemos verla como un espacio para cuidarnos, para sentirnos mejor. Porque además de las ya mencionadas, cocinar tiene muchas otras ventajas.

Puede ser una forma de terapia...

Y de encontrar ese espacio y momento para escucharnos, para conectar con nuestras necesidades y satisfacerlas.

Para practicar el agradecimiento...

Que es un gran recurso para estar en armonía con nosotras mismas y con el mundo.

Cocinando podemos ser conscientes...

De que la tierra nos proporciona los alimentos necesarios para nuestra supervivencia y que tenemos la suerte de disponer de una gran variedad de ellos, con diferentes texturas, aromas y sabores.

TU LISTA DE LA COMPRA SALUDABLE

El menú del P8S se basa en alimentos ecológicos y de temporada. En comparación con quienes se decantan por la alimentación industrial, son una minoría las personas que compran alimentos ecológicos y se interesan por una alimentación consciente y sostenible para la salud y el medio ambiente. Alguna de vosotras ya ha comenzado a familiarizarse con nuevos nombres y nuevos productos. Puede que no sepas cómo poner todo esto en marcha a la vez o incluso dónde comprar. ¡No te agobies! Aquí tienes una guía que te abrirá nuevas posibilidades y te ayudará a incorporar nuevos hábitos.

¿DÓNDE PUEDO COMPRAR?

En todas las ciudades y pueblos existen mercados y tiendas o cooperativas que ofrecen productos ecológicos. Es cierto que en ciudades grandes podemos hallar más variedad, e incluso supermercados ecológicos que nos van a facilitar que encontremos productos muy diversos.

Puedes encontrar productos ecológicos en:

- Herboristerías

- Dietéticas

- Fruterías y verdulerías ecológicas: productos de temporada sin pesticidas químicos

- Panaderías ecológicas: pan fermentado con levadura madre

- Supermercados ecológicos especializados: encontrarás producto seco, producto fresco, especias, salsas y condimentos

- Tiendas online

- Cooperativas de frutas y verduras online: venden cestas ecológicas con productos de temporada y reparten a domicilio

- Directamente al productor/ agricultor

- Tiendas de pescado ultracongelado

¿Crees que en tu ciudad no hay ninguna tienda ecológica? Entra en internet, escribe en el buscador de Google: «tienda de productos ecológicos», «mercadillo ecológico» o «cooperativa ecológica» y el nombre de tu pueblo o ciudad. ¡Sorpresa! Seguro que ya has encontrado alguna tienda.

¿QUÉ COMPRO?

¡Sí! Es cierto, si nunca has entrado a una tienda de alimentación ecológica... ies como aterrizar en Marte! Nombres exóticos, formatos nuevos y muchas cosas desconocidas. Con la lista de la compra que semanalmente ofrecemos te será fácil orientarte, aunque al principio necesitarás que te ayude la encargada de la tienda. Al realizar la compra cada semana acabarás conociendo todo a la perfección, aprendiendo las propiedades y beneficios de nuevos alimentos. Descubrirás múltiples alternativas a los productos del supermercado tradicional. Podrás comprar de manera personalizada y más diversa.

LISTA DE LA COMPRA

A continuación, verás algunos de los productos que recomendamos:

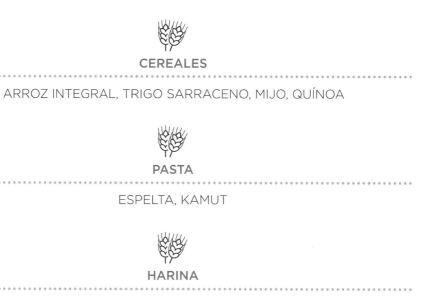

CEREALES

ARROZ INTEGRAL, TRIGO SARRACENO, MIJO, QUÍNOA

PASTA

ESPELTA, KAMUT

HARINA

INTEGRAL DE AVENA, DE TRIGO SARRACENO

LEGUMBRES

AZUKIS, LENTEJAS CORAL, GARBANZOS

VEGETALES

DE TEMPORADA Y LOCALES. OBSERVARÁS QUE TIENEN MÁS SABOR
Y OLOR. NO ESTÁN TRATADOS CON PESTICIDAS QUÍMICOS

ALGAS

KOMBU, WAKAME...

SEMILLAS

SÉSAMO, CALABAZA, GIRASOL, CHÍA...

FRUTOS SECOS

ALMENDRAS, PIÑONES

PROTEÍNA VEGETAL

SEITÁN, TOFU, TEMPEH

PESCADO

SALMÓN SALVAJE DE ALASKA ULTRACONGELADO

HUEVOS

HUEVOS ECOLÓGICOS

ENDULZANTES

ESTEVIA, MELAZAS DE CEREALES

ESPECIAS Y SALSAS

JENGIBRE, CÚRCUMA, SALSA DE SOJA (SHOYU), TAMARI, GOMASIO, MISO, VINAGRE DE ARROZ, MIRIM, TAHÍN, NUEZ MOSCADA...

LAS BASES PARA TU EJERCICIO

Cada semana te propondremos una rápida y eficaz tabla de ejercicios que te ayudará a sentirte más ágil, a estimular tu sistema circulatorio, oxigenar mejor tus células y tonificar tus brazos, piernas, glúteos y abdomen.

CONSEJOS

Aquí van algunos consejos:

- Evita hacer la rutina de ejercicios en ayunas.

- La actividad física tiene que ser constante.

- No necesitas invertir mucho tiempo, si la rutina está bien diseñada y es eficaz. Y la nuestra lo es.

- Plantéate tu ejercicio diario como un reto que te motive, pues así tendrás un compromiso contigo misma que querrás cumplir.

- Dale tanta importancia al entrenamiento cardiovascular como al entrenamiento de fuerza, incluyendo ambos en tu rutina.

- Hidrátate continuamente. Aunque no sientas sed, tu cuerpo se deshidrata con cualquier actividad que realices.

TEN EN CUENTA

Para llevar a la práctica tu rutina de ejercicios, ten en cuenta:

- Que la rutina de ejercicios es de 20 minutos aproximadamente. De esta manera, puedes organizarte el tiempo. Puedes añadir los minutos que consideres al plan que te proponemos.

- Nos gusta apostar por combinar diferentes modalidades de ejercicios funcionales para que trabajes con el peso de tu cuerpo, para que puedas sacarle el máximo partido a tu entrenamiento.

- Los ejercicios pueden realizarse en cualquier sitio, por muy pequeño que sea el espacio para ejecutarlos y sin tener que utilizar pesas ni máquinas.

- Cada uno de los ejercicios del plan te ayudará a eliminar tensión, te aportará elasticidad y, además, lograrás que todo el cuerpo se sienta mejor de forma inmediata.

- Te aportarán mayor capacidad para tomar decisiones, te concentrarás más y conseguirás soportar mejor el estrés diario.

No te centres en la pérdida de peso. Con este plan, los beneficios que notarás son: tener la mente clara, la piel fresca, y la agilidad y la vitalidad que te proporcionará el ejercicio. Este rato de actividad física será un interruptor psicológico para ayudarte a desconectar y a centrarte en tu cuerpo.

LAS BASES PARA TU MEDITACIÓN

Además de la actividad física, te proponemos unos ejercicios de meditación. A la hora de practicarlos, ten en cuenta lo siguiente:

1. Programa tu sesión de práctica a una hora en la que estés tranquila y puedas centrarte en ello. Lo aconsejable es antes de empezar las actividades del día. La primera semana, empieza destinando 10 minutos a tu práctica cuando te levantes por la mañana. Si necesitas adelantar el despertador, ¡hazlo! Si no es posible, elige otra hora que te convenga y respétala.

2. Escoge un lugar tranquilo, un sitio especial para meditar y para ningún otro propósito. Cada vez que vayas allí, tendrás la tendencia de evitar los pensamientos sobre asuntos ordinarios y prestarás atención total a tu práctica de meditación. Puede ser un rincón de tu dormitorio, de tu salón o de cualquier otra estancia de tu vivienda. Lo importante es que te sientas cómoda y a gusto.

3. Escoge tu asiento: una silla con respaldo recto o en el suelo con un cojín que te ayude a que las caderas estén elevadas. La idea es que tengas la espalda recta, pero que te resulte cómodo. Esto facilitará el proceso de centrar la atención. Fíjate en que tus hombros y la parte superior del cuerpo estén erguidos y relajados, de forma que te sientas presente, despierta y atenta. Apoya las manos sobre los muslos o las rodillas. Comprueba que tus mandíbulas no estén apretadas, deja la boca ligeramente entreabierta, como si estuvieras a punto de decir «ahhh». Si notas que tus sentidos están muy excitados, empieza tu meditación con los ojos cerrados.

4. Establece tu motivación: ¿por qué estoy meditando? La respuesta a esta pregunta determinará tu disposición mental durante el proceso de la meditación. Procura establecer la motivación correcta para tu práctica. Puede ser algo como: estoy meditando para sentirme más centrada, serena, positiva... Piensa en los beneficios que te gustaría obtener. Aquí tienes un listado de los más frecuentes que la meditación puede aportar a tu bienestar:

Beneficios que obtendrás al practicar la meditación como un hábito regular:

- **La calma de la meditación te ayudará a transformar tu mente, los pensamientos se volverán más ordenados.**

- **Los engaños y las percepciones erróneas se disipan.**

- **Se despierta la intuición, de forma que experimentamos un vívido sentido de orientación interna infalible.**

- **El estrés se reduce.**

- **Se estimula la creatividad.**

- **Las funciones del cuerpo se equilibran y potencian y el sistema inmunológico se fortalece.**

- **Decrecen los procesos del envejecimiento biológico.**

- **Aumenta el aprecio por la vida.**

5. La técnica para meditar: necesitas una técnica que le dé soporte a tu meditación. Poco a poco, irás encontrando tu procedimiento preferido para experimentar la calma física y mental. La primera semana, empezaremos centrando la atención en la respiración.

El secreto para una experiencia de meditación que te aporte beneficios está en recorrer el proceso sin ansiedad por obtener resultados, sin tratar de alcanzar algo ni de esperar que algo suceda.

SEMANA 1:

Sustituye el azúcar por dulces saludables, ¡es la base!

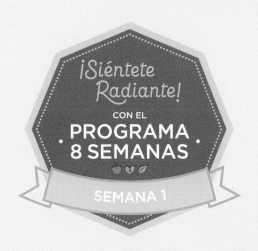

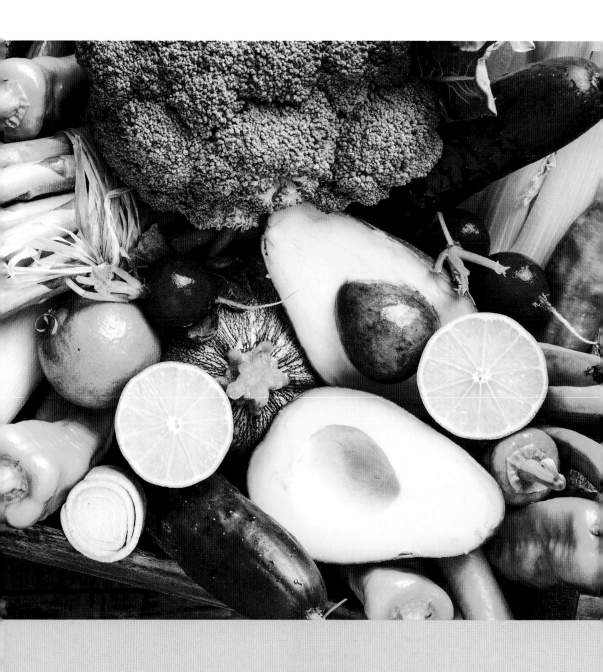

JUEVES:
APRENDE A EVITAR LOS EXTREMOS

ALIMENTACIÓN EQUILIBRADA

Una alimentación equilibrada es la base para un estado físico, mental y emocional igualmente equilibrado. Y para conseguirlo debes evitar los extremos. Hay alimentos que causan contracción y otros expansión, igual que en la naturaleza hay todo tipo de fenómenos contractivos o expansivos.

No te asustes, no se trata de aprender conceptos extraños o complicados. En realidad, es todo muy sencillo. Lo importante es saber que hay que evitar los alimentos extremadamente contractivos y los extremadamente expansivos.

— MENSAJE —

Por ejemplo, si comes una hamburguesa, que es un alimento contractivo y que produce tensión en los tejidos, el organismo necesitará inmediatamente un alimento del extremo opuesto, muy expansivo, para restablecer su equilibrio, como un helado o un postre dulce (algo con azúcar).

El problema es que cuando comes de esta manera no te apetecen los alimentos centrados (p. 33), y esos alimentos son, precisamente, los que más contribuyen a tu bienestar y los que deberían formar parte, en mayor medida, de tu dieta.

ALIMENTOS CONTRACTIVOS Y ALIMENTOS EXPANSIVOS

El cuerpo siempre busca el equilibrio, por lo que si comes alimentos muy expansivos, a continuación te apetecerán los muy contractivos, y viceversa. Esta es la forma de comer que mayoritariamente impera en nuestra sociedad: vamos de extremo a extremo, de la carne, el embutido o los huevos (contractivos), a los pasteles, bollos, chocolate, helados, etc. (expansivos). Intuitivamente el cuerpo se esfuerza por buscar un equilibrio, y este esfuerzo continuo lo debilita, pues le supone un desgaste permanente, especialmente del sistema nervioso, lo que resiente el sistema emocional.

O sea, que lo que comes, aunque te parezca sorprendente, ¡también afecta a tus emociones!

MUY CONTRACTIVO	MUY EXPANSIVO
• SAL	• AZÚCAR
• HUEVOS	• LÁCTEOS BLANDOS
• CARNES	• CHOCOLATE
• VOLATERÍA	• BEBIDAS ALCOHÓLICAS
	• QUÍMICOS Y DROGAS

32

Si estás tensa e irritable, ¿qué piensas que te ayudará más a relajarte?

— **Tomar una pieza de fruta.**

— **Tomar un aperitivo con almendras saladas.**

ALIMENTOS EQUILIBRADOS

Los alimentos más equilibrados son los granos integrales, que incluyen los cereales integrales, las legumbres y las semillas.

También son equilibradas las verduras, las frutas, las algas, el pescado y el marisco.

Si a esto añadimos una serie de condimentos y bebidas, tenemos suficientes elementos para elaborar una dieta rica, variada, sabrosa, energética y muy muy saludable, como te mostraremos más adelante a lo largo del texto y mediante una serie de recetas y menús.

CONTRACTIVO	CENTRADO	EXPANSIVO
• PESCADOS Y MARISCOS	• GRANOS INTEGRALES Y DERIVADOS	• FRUTAS
• CONDIMENTOS: TAMARI, SHOYU, MISO, GOMASIO...	• LEGUMBRES Y SUS DERIVADOS	• BEBIDAS VEGETALES Y ZUMOS DE FRUTAS
• ALGAS	• ENCURTIDOS	• VINAGRES Y MOSTAZA
• SEMILLAS Y FRUTOS SECOS	• INFUSIONES, TÉS Y CALDOS	• TÉS ESTIMULANTES
		• ENDULZANTES NATURALES

33

Los granos

Los granos son muy muy importantes, como lo demuestra el hecho de que a lo largo de la historia de la humanidad han estado siempre presentes en todas las culturas. Es más, han constituido la base de la alimentación de las grandes civilizaciones.

Son importantes, además, porque cualquier grano, por insignificante que nos parezca, lleva en su interior la posibilidad de germinar y crear una nueva planta; es potencial de vida y, por tanto, una energía muy poderosa.

Por si tienes dudas, no es cierto que los cereales integrales engordan.

La base de nuestra dieta

Los granos, y en especial los de cereales integrales, deberían ser la base de nuestra dieta; más aún, deberían constituir alrededor del 50 por ciento de nuestra dieta diaria.

Su consumo nos aporta los nutrientes básicos para una buena salud.

LA SAL Y EL AZÚCAR

La sal y el azúcar son dos de los alimentos más extremos.

La sal

La sal es uno de los alimentos más contractivos.

¿Qué sucede si tomas productos muy salados? Pues que se produce un efecto de retención y tensión muscular y mental. Por eso, rápidamente el cuerpo se va a buscar el azúcar, o sea, pide alimentos dulces.

El azúcar

El azúcar es un alimento muy expansivo, por lo que produce falta de concentración, debilitación de la fuerza de voluntad y del ánimo, dispersión, etc. Por eso en la dieta de los niños sería aconsejable reducir no solo el azúcar sino los productos que de una forma u otra lo contienen, que son muchos más de los que pensamos.

Ah, y nos referimos a todos los azúcares: blanco, moreno, de caña, refinado, fructosa, miel, sacarina, sorbitol, etc.

Conoce cómo afecta el azúcar a tu organismo

¿Cómo afecta el azúcar a nuestro organismo?

• El azúcar nos desmineraliza durante su proceso de metabolización.

• Además, acidifica la sangre, es decir, desequilibra el pH (el equilibrio ácido/base).

• También elimina del organismo el complejo vitamínico B, altera la flora intestinal, desprende componentes químicos procedentes de su proceso de fabricación, etc.

• A todo esto, que no es poco, hay que sumar efectos energéticos como la dispersión, la falta de concentración, alteraciones en el estado de ánimo...

SEMANA | 1 |

Es cierto que en ocasiones necesitamos algo dulce, y que el sabor dulce es nutritivo y tónico, que nos ayuda a regenerarnos. El problema es que los endulzantes que estamos acostumbrados a tomar son demasiado artificiales y expansivos.

La miel pura de abeja es muy buena en pequeñas cantidades para ayudar a combatir resfriados disolviéndola en una bebida caliente, pero mejor úsala de forma puntual.

A veces, a media tarde, aparece la necesidad de tomar algo dulce para no caer «desfallecida», ¿te ha pasado alguna vez? A eso se le llama hipoglucemia, es una caída del nivel de glucosa en la sangre. ¿Qué piensas que te puede sentar mejor para solucionarlo?

- **Comer un caramelo azucarado, ya que es la forma más rápida de ingerir glucosa.**
- **Comer una barrita de cereales integrales endulzada con melazas o concentrado de manzana.**

¿Por qué tipo de endulzantes puedes sustituir el azúcar?

Son más aconsejables los azúcares complejos (polisacáridos), de asimilación lenta, que normalmente se encuentran en los alimentos junto con los minerales y enzimas necesarios para su metabolización.

Si consumes un plato diario de cereales integrales, legumbres, verduras, frutas y frutos secos tendrás más energía y esta estará mejor repartida, es decir, más constante a lo largo del día. ¡Y verás que cada vez te apetecen menos los dulces!

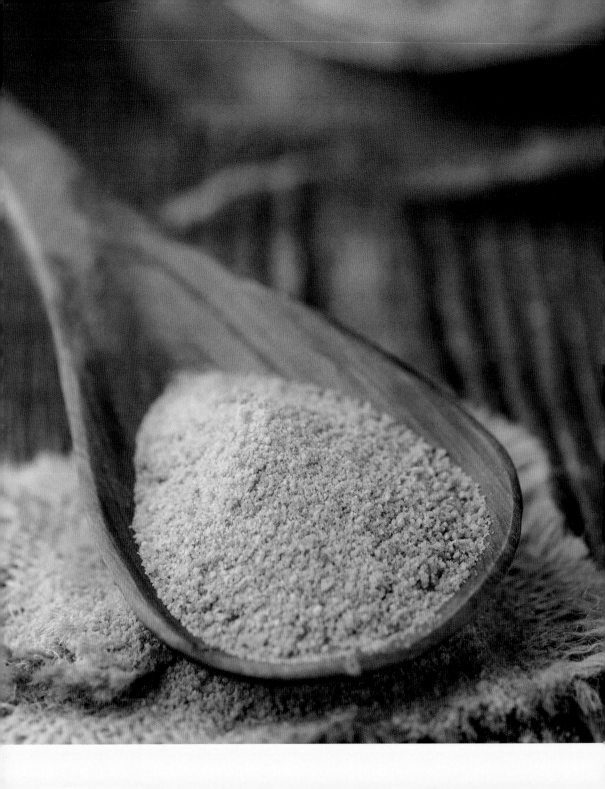

PARA ENDULZAR TE RECOMENDAMOS...

● MELAZAS DE CEREALES

● REGALIZ

● ESTEVIA

● FRUTAS SECAS

● MERMELADAS

● SIROPE DE ARCE

● AZÚCAR DE COCO

No debes tomar infusión de regaliz si padeces de hipertensión, pues el regaliz sube la tensión. Por el contrario, si tienes la tensión baja, te irá muy bien.

Si lo que quieres es endulzar una tarta u otro postre, puedes utilizar concentrado de manzana o cualquiera de las melazas de cereales mencionadas.

El sirope es agave, que tiene cierto predicamento en la nutrición natural. No es ni mucho menos tan apropiado como las melazas, pues tiene un efecto desmineralizante.

EN RESUMEN, ¿POR QUÉ NO DEBES TOMAR AZÚCAR?

- Es desmineralizante y acidificante.
- Altera la flora intestinal.
- Produce un aumento brusco de los niveles de glucosa en sangre.
- Causa eliminación del complejo vitamínico B.
- Puede producir caries.
- Puede producir deficiencias de calcio en los huesos.
- Produce falta de concentración y dispersión.
- Produce inquietud.
- Causa fluctuaciones en el estado emocional.

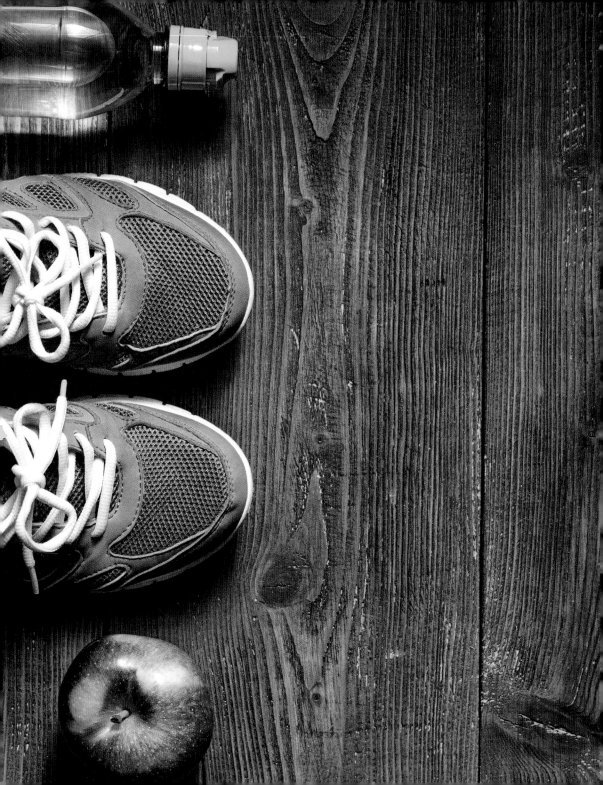

VIERNES:
EMPIEZA A MOVER TU CUERPO DE LA FORMA MÁS NATURAL

El ejercicio más natural es caminar.

Vamos a caminar de 3 a 5 veces por semana, durante 20 minutos y a un ritmo ligero.

Cálzate de forma adecuada.

No cargues peso, y si has de llevar contigo el bolso o algo más, intenta repartir el peso de forma equilibrada, como con una mochila.

Camina de manera armónica, alternando las zancadas con el movimiento natural de los brazos. No lleves las manos en los bolsillos, guarda el móvil... ☺, deja los brazos sueltos y que se muevan de forma armónica, alternando la zancada de cada pierna con el movimiento natural hacia delante del brazo contrario.

Intenta caminar por parques, calles con árboles o en entornos naturales. Puede que no te sea posible hacerlo cada día porque vivas en una zona urbana. No pasa nada, disfruta de tu caminata igualmente, pero pon tu intención en procurar caminar siempre que puedas por una zona en la que la naturaleza esté presente y te brinde todas sus ventajas.

EJERCICIO SALUDABLE

Es indiscutible que hacer ejercicio es saludable porque:

- **Fortalece el corazón y activa la circulación.**

- **Aumenta la oxigenación.**

- **Favorece el tono muscular.**

- **Incrementa la fuerza y flexibilidad de los huesos.**

- **Refuerza el sistema inmunológico. En general, mejora toda nuestra condición física.**

- **Practicado con regularidad, nos ayuda también a prevenir enfermedades cardiovasculares: ayuda a controlar el colesterol y el nivel de glucosa en sangre, reduce el riesgo de infarto y de coágulos cerebrales, ayuda a bajar la presión alta, etc.**

BENEFICIOS ADICIONALES DEL EJERCICIO

Además de los beneficios sobre nuestra salud, desde un punto de vista estético el ejercicio contribuye a darnos un aspecto más tonificado, más juvenil, más armónico y más bello en general.

Nos ayuda a controlar el peso y a tener un cuerpo más firme, así como a eliminar el exceso de grasas y todo tipo de desechos y toxinas.

Y todavía más: ayuda a combatir el exceso de apetito, a dormir mejor e incluso a eliminar el cansancio, si se hace con la intensidad adecuada.

SÁBADO:
TU LISTA DE LA COMPRA PARA ENDULZAR CON SENTIDO

Esta es la lista de ingredientes para las 3 recetas que aprenderás esta semana. Resaltamos en **negrita** los ingredientes que aportan sabor dulce a tus recetas.

- **600 g de chirivías**
- **2 zanahorias medianas**
- **2 pencas de apio**
- **1 cebolla grande**
- **1 manzana**
- **300 ml de caldo de verduras o agua**
- **300 ml de leche de arroz**
- 1 cucharada de jengibre fresco
- 1 diente de ajo
- aceite de oliva virgen extra
- una pizca de sal

- pimienta al gusto
- perejil
- **1 diente de ajo negro**
- 2 huevos ecológicos (pueden sustituirse por gel de chía)
- **1 medida de nata vegetal de soja o avena**
- **1 medida de leche de coco**
- **1 medida de melaza de arroz o de azúcar de coco**
- 3 medidas de harina semiintegral o integral de trigo o espelta

- 1 sobre de levadura natural para repostería
- ralladura de piel de limón
- canela en polvo
- **2 plátanos maduros**
- **melaza de arroz derretida (opcional, para la cobertura)**

- aceite de oliva de primera presión en frío
- 1 cucharada sopera de té de 3 años, bancha o kukicha
- 1 cucharada sopera de regaliz de palo machacado
- agua mineral

Otros endulzantes saludables que puedes añadir a tu lista de la compra:

- Estevia (en gotas, en polvo, en comprimidos)
- Melaza de cebada
- Sirope de arce
- Mermeladas de frutas sin azúcares añadidos
- Frutas secas (pasas, orejones, dátiles...)

DOMINGO:
LAS RECETAS DE LA SEMANA

Aquí van las tres recetas de la semana.

CREMA DE CHIRIVÍAS AL AJO NEGRO

Ingredientes

600 G DE CHIRIVÍAS
2 ZANAHORIAS MEDIANAS
2 PENCAS DE APIO
1 CEBOLLA GRANDE
1 MANZANA
300 ML DE CALDO DE VERDURAS
   O AGUA
300 ML DE LECHE DE ARROZ

1 CUCHARADA DE JENGIBRE
   FRESCO
1 DIENTE DE AJO
ACEITE DE OLIVA VIRGEN EXTRA
UNA PIZCA DE SAL
PIMIENTA AL GUSTO
PEREJIL
1 DIENTE DE AJO NEGRO

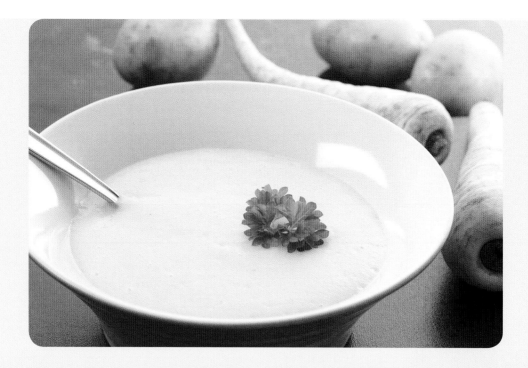

Se prepara así

Pelar y picar por separado la cebolla, los ajos, las zanahorias, las chirivías, la manzana y el apio (quitándole la parte superior de las hojas).

Saltear apenas durante 1 minuto la cebolla y el ajo con dos cucharadas de aceite en una olla. Añadir el apio y seguir salteando (sin dejar de remover) 1 minuto más. Añadir las chirivías, las zanahorias y la manzana; marear durante 2 minutos y añadir el caldo.

Dejar cocinar unos 10 minutos y comprobar que la chirivía y la zanahoria estén tiernas. Si es así, añadir un chorrito de leche vegetal, el jengibre recién rallado y salpimentar. Dejar cocinar a fuego medio 5 minutos más y comprobar que la verdura esté tierna.

Con una batidora triturar la crema y añadir leche hasta lograr que quede una textura suave. Rectificar de sal, pimienta, jengibre y servir.

Laminar el diente de ajo negro y colocarlo encima de la crema, junto con perejil picado.

ES INTERESANTE QUE SEPAS

....

Esta receta lubrica y fortalece los órganos digestivos (estómago e intestinos). Ayuda a la digestión y aumenta la energía y la resistencia física. También es relajante. El ajo negro es un tonificante de la digestión y va bien para el cansancio, pero se debe tomar en pequeñas cantidades.

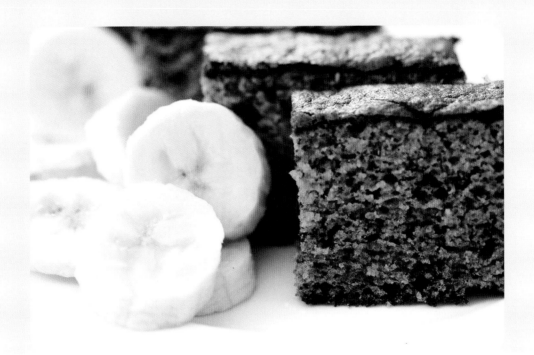

BIZCOCHO DE PLÁTANO

Ingredientes

2 HUEVOS ECOLÓGICOS (PUEDEN
   SUSTITUIRSE POR GEL
   DE CHÍA)*
1 MEDIDA DE NATA VEGETAL
   DE SOJA O AVENA
1 MEDIDA DE LECHE DE COCO
1 MEDIDA DE MELAZA DE ARROZ
   O DE AZÚCAR DE COCO
3 MEDIDAS DE HARINA
   SEMIINTEGRAL O INTEGRAL
   DE TRIGO O ESPELTA

1 SOBRE DE LEVADURA NATURAL
   PARA REPOSTERÍA
RALLADURA DE PIEL DE LIMÓN
CANELA EN POLVO
2 PLÁTANOS MADUROS
MELAZA DERRETIDA (OPCIONAL,
   PARA LA COBERTURA)
ACEITE DE OLIVA DE PRIMERA
   PRESIÓN EN FRÍO
ALMENDRAS O NUECES TOSTADAS
   AL GUSTO (OPCIONAL)

* Gel de chía: pon a remojar 3 cucharadas soperas de semillas de chía en una taza de agua o
   bebida vegetal (de arroz, avena, almendras) durante 30 minutos. (Bate bien para evitar que
   se formen grumos.)

Se prepara así

Bate bien el huevo (o el gel de chía) junto con la nata vegetal, la leche de coco y la melaza. Echa la harina, la levadura (siguiendo las indicaciones del paquete), la ralladura de limón y la canela en un recipiente aparte y mézclalos bien. Añádelo a la masa mientras remueves con movimientos envolventes procurando que no se hagan grumos (puedes ayudarte con una batidora). Pela y corta los plátanos en rodajas finas y añádelos a la masa del bizcocho. Precalienta el horno a 180°C (calor de arriba y abajo) y pincela el molde que vayas a usar con aceite de oliva. Por último, hornea el bizcocho durante 50 minutos. Derrite la melaza en un cazo y pincela el bizcocho con ella para darle un acabado dulce y brillante. Puedes decorarlo con unas almendras o nueces tostadas.

ES INTERESANTE QUE SEPAS

....

Se trata de una merienda, un desayuno o un tentempié nutritivo, saciante, dulce y rico que no produce los efectos desmineralizantes de los dulces azucarados y que, además, aporta energía duradera.

45

TÉ DE 3 AÑOS CON REGALIZ

Ingredientes

1 CUCHARADA SOPERA DE TÉ DE
   3 AÑOS, BANCHA O KUKICHA
1 CUCHARADA SOPERA DE
   REGALIZ DE PALO MACHACADO
AGUA MINERAL

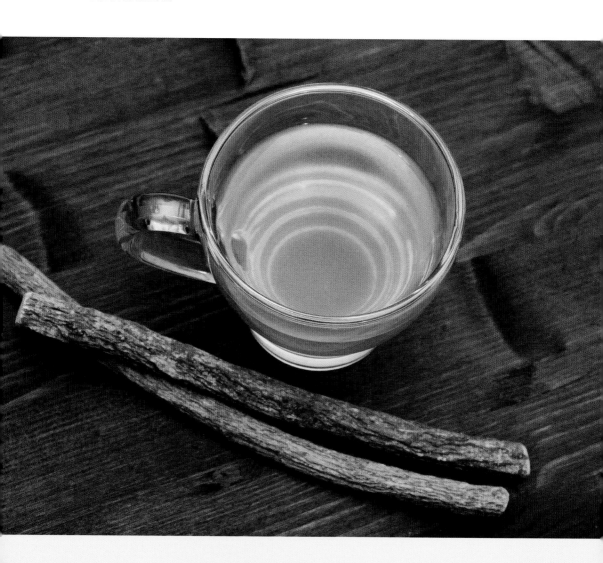

Se prepara así

Ponemos a hervir 1 litro de agua con 1 cucharada sopera de regaliz machacado, durante 1 minuto. Apagamos, echamos el té, dejamos que infusione durante 5 minutos y colamos. Servir caliente, tibio o fresco, en función del ambiente externo y del momento vital. En verano, puede condimentarse con unas hojas de menta que lo harán más refrescante.

ES INTERESANTE QUE SEPAS

El té de 3 años es rico en minerales y muy bajo en teína. Podemos prepararlo con bancha o kukicha.

Es un té armonizante, alcalinizante, lubrica la garganta y el pulmón. Ideal para prepararte un termo e ir bebiendo durante las horas de trabajo.

El regaliz regula la tensión arterial si tiendes a tenerla algo baja, pero si tienes tensión alta debes evitarlo.

LUNES:
SIÉNTATE A MEDITAR UNOS 5 MINUTOS, NO MÁS

Lee esto atentamente, y luego practícalo de forma natural. No fuerces. No intentes recordarlo todo. Practica cada día de esta semana durante 5 o 10 minutos.

Siéntate en tu asiento de meditación. Mantén la parte superior del cuerpo erguida, como una montaña. Relaja el pecho y deja que te aparezca una dulce sonrisa en las comisuras de los labios.

Permite que tu cuerpo repose naturalmente y respira con suavidad a medida que te relajas. Presta atención a tu respiración, a cómo entra y sale el aire. Mantén el ritmo de forma natural, sin tratar de cambiarlo en ningún sentido, solamente estate atenta a la respiración. Si necesitas ayuda para centrarte, cuenta 1 cada vez que inhales y 2 cada vez que exhales, de forma rítmica.

Notarás que tu mente se mantiene conectada a las preocupaciones, a las distracciones o a aquellos pensamientos del pasado y del futuro. Es normal. La mente es así. Concéntrate de nuevo en tu respiración sin juzgarte.

Imagina que tus pensamientos son como nubes en el cielo, no te identifiques con ellas, sino con el cielo despejado. Así, cada vez que detectes un pensamiento, una idea, una emoción, una distracción, no lo sigas, no lo juzgues, no le pongas etiquetas, solo deja que pase, como una nube en el cielo.

Deja que tus pensamientos se alejen como nubes en el cielo.

Y vuelve a tu respiración y, otra vez, inhala y espira.

Al principio puede que te resulte difícil estar sentada en calma, y que te vengan todo tipo de situaciones a la cabeza. Pensarás que te aburres, o estarás entusiasmada, o bien te picará algo.

¡No te preocupes! A la mente le encanta estar ocupada por naturaleza.

Una vez que aprendes a manejarla, la práctica es mucho más relajada. Continúa inhalando y exhalando durante 5 minutos. No vamos a hacer de esta primera sesión una práctica larga. Tienes que ir acostumbrándote poco a poco, no hay prisa, es un aprendizaje progresivo.

Mantén los ojos cerrados, y mueve suavemente los dedos de las manos y de los pies, y date cuenta de cómo se sienten tu cuerpo y tu mente. ¿Estás más tranquila? A medida que vayas practicando, este estado de conciencia tranquila te será más accesible.

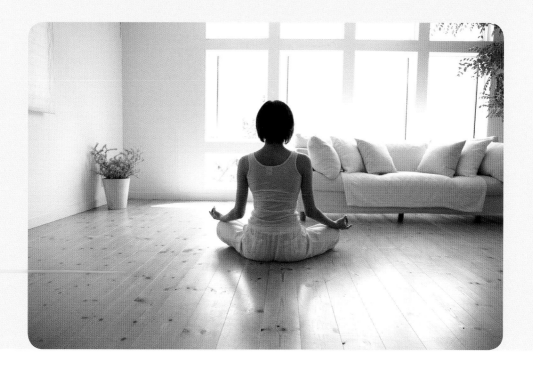

Intención de la práctica:

Te darás cuenta de que puedes observar tu mente, que no «eres» tu mente. Insiste en esta práctica para empezar a tomar conciencia de que puedes observar tu mente por unos instantes sin dejarte atrapar por las ideas que van surgiendo. ¡Es un gran paso!

Dedicación de la práctica:

Puedes acabar con la intención de extender los beneficios de tu práctica a las personas que más quieres: eso le dará una dimensión más amplia a tu trabajo personal.

Tip:

La regularidad en tu práctica es muy importante. No esperes a que te apetezca meditar, ponte a ello incluso cuando no te sientas inspirada a hacerlo. Haz tu práctica y confía en que los beneficios aparecerán.

MARTES:
¿QUÉ BEBER ENTRE HORAS?

Te propongo las siguientes opciones para beber a media mañana o a media tarde:

- Un buen vaso de agua mineral.

- Agua enriquecida con frutas o hierbas aromáticas (por ejemplo, romero y limón).

- Agua con gas y un poco de zumo de limón; añádele unas hojas de menta fresca si es temporada.

- Infusión de manzanilla, hierbaluisa, poleo menta, tila, melisa o la hierba de tu gusto. Puedes endulzarlas con regaliz para que te resulten más saciantes.

- Té kukicha o bancha con regaliz, es muy armonizante. Puedes tomarlo por la tarde, no contiene teína.

- Té verde, rojo, negro, si es media mañana. Por la tarde pueden desvelarte, son ricos en teína.

- Té mu, es muy energizante y no desvela.

- Té rooibos, puedes tomarlo antes de acostarte, no te desvelará.

- Café de cereales instantáneo disuelto en agua mineral. Puedes añadirle una nube de leche de avena.

- Zumo de frutas (ideal si necesitas relajarte).

- Agua con polvo de cebada germinada.

- Caldo de verduras.

- Caldo depurativo que incluya algas.

Hoy prueba esto: 1 cucharada de postre colmada de café de cereales instantáneo disuelto en un vaso de agua caliente. Puedes «cortarlo» con una nube de leche vegetal, y si deseas endulzarlo, hazlo con media cucharada de postre de azúcar de coco. ¡Es delicioso! Es una bebida ideal para prepararte en tu taza favorita y seguir trabajando, o relajarte un rato... 🙂

MIÉRCOLES:
DESCUBRE LOS MOMENTOS RADIANTES COTIDIANOS

Esta primera semana descubre que a lo largo del día existen pequeños momentos «radiantes» que te conectan contigo misma y te ayudan a disfrutar de estar viva.

Toma conciencia de la tendencia a precipitarte hacia delante, siempre buscando mejorar, buscando los grandes momentos. Voy a proponerte el reto de detenerte a menudo y disfrutar de lo sencillo. De lo que tengas entre manos. Sin dejarte llevar por la sensación de que hay algo más por hacer, algo mejor esperando.

Te propongo los siguientes ejemplos:

Cuando andes por la calle y te pares en un semáforo, alza la cara al cielo, siente la luz del sol o el aire en tu rostro.

Cuando te laves las manos, pon toda tu atención en la sensación del agua en la piel, en la sensación de frotar una mano con la otra, en el perfume del jabón.

Cuando comas, conecta con el sabor y la textura de los alimentos que masticas.

En todos estos casos, percibe la sensación física, desconecta tu cháchara mental y conecta por unos segundos con la sensación de estar viva. Es algo muy real, que te traerá al momento presente.

Descubre y crea una lista de tus momentos radiantes. ¿Quieres compartirlos conmigo y la comunidad de mujeres radiantes? ¡Seguro que tus ideas nos inspiran! Hazlo a través de Facebook o Instagram.

 www.facebook.com/sienteteradiante

 www.instagram.com/sienteteradiante

Me ha encantado formar parte de este grupo de mujeres radiantes. He aprendido mucho, y el programa me parece superinteresante y muy fácil de seguir. El apoyo y la motivación son constantes. Los profesionales que lo hacen posible son muy grandes, y compartir nuestras experiencias con el grupo de mujeres ha sido muy enriquecedor. ¡¡¡Vivan las semanas radiantes!!! ☺

MARTA

52

Has decidido dedicar 8 semanas a aprender a comer sano y a cuidarte. Es fantástico. A partir de ahora, mantén el compromiso contigo misma, nosotros te ayudaremos a hacerlo. Pero ten esto en cuenta: vive este recorrido con una dulce disciplina, sintiendo en todo momento amabilidad hacia ti misma.

PILAR

SEMANA 2:
Vamos a desayunar como reinas, nos lo merecemos

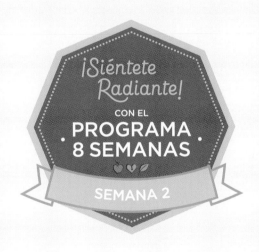

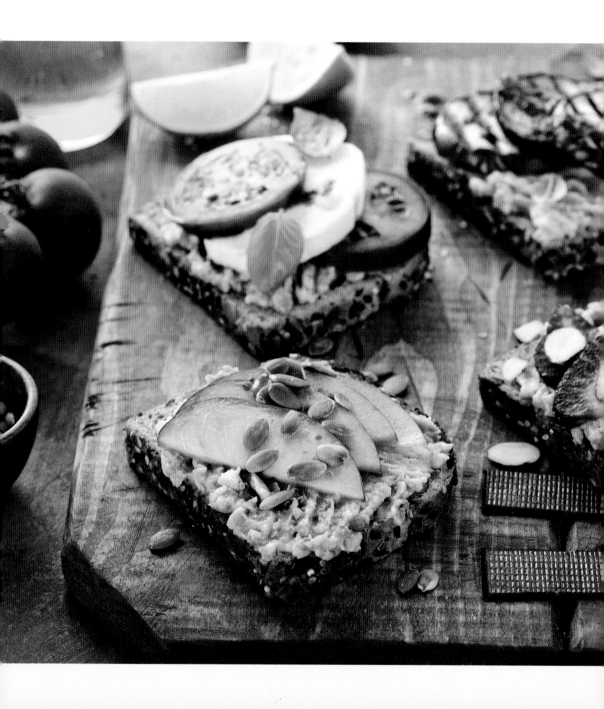

JUEVES:
¿QUÉ PUEDO DESAYUNAR PARA EMPEZAR EL DÍA NUTRIDA Y CON ENERGÍA?

No te asustes, es posible desayunar muy rico, nutritivo y saludable incorporando todos esos alimentos que son recomendables para disfrutar de energía. Te proponemos algunas sugerencias simples, sanas y deliciosas para desayunar:

1. Tostadas de buen pan:

- tostada con tomate y bonito en aceite de oliva

- tostada con tomate y anchoas

- tostada con tomate, aguacate y tofu ahumado

- tostada con tomate, aguacate y salmón ahumado

- tostada con tomate y revoltillo de huevo

- tostada con tomate y revoltillo de tofu sedoso

- tostada con patés vegetales

- tostada con mermeladas sin azúcar añadido

2. Sustituye el pan de la tostada por galletas de arroz o maíz hinchados (u otro cereal).

3. Calienta las verduras que te hayan quedado de la cena y haz un paté, añádele perejil, albahaca u otra hierba de tu gusto y un chorrito de buen aceite primer prensado en frío.

4. Prepárate un pudin de chía: pon a remojar una cucharada sopera de semillas de chía en una taza de leche vegetal (arroz, avena, coco, almendras) durante toda la noche. Por la mañana, añádele frutas frescas y muesli casero.

5. Hazte un burrito con una tortilla precocinada, rellenándola de restos de quínoa, que calentarás y mezclarás con aguacate y unas hojas de espinacas cortaditas. Sazónalo bien y envuélvelo con la tortilla.

6. Creps dulces de avena: puedes prepararlas en unos minutos y tomártelas con rellenos dulces (buenas mermeladas, plátano) o salados.

7. Bol de cereales: un energético bol con un buen muesli casero (consulta nuestra receta de muesli casero) o mueslis comprados (asegúrate de que los escoges sin azúcar añadido) hidratados con leche vegetal. Puedes complementarlos con fruta fresca de temporada y te quedará delicioso.

8. Crema de cereales: esta es la opción *top ten* para salir de casa con energía y una buena digestión asegurada.

¿CÓMO ESCOJO UN BUEN PAN?

Ten en cuenta que a la hora de elegir el pan, sus ingredientes deben ser:

• Harina de cereal integral ecológica

• Levadura madre

• Agua

• Sal

• Otros ingredientes: semillas, frutos secos, frutas desecadas, etc.

¿CÓMO ESCOJO UN BUEN MUESLI?

Para asegurarte de que lo digerirás bien y así aprovecharás todas las propiedades de los nutrientes que te aporta, el muesli debe estar tostado. Si lo compras crudo (copos de avena crudos), tuéstalo unos minutos en el horno:

Asegúrate de que no lleve azúcar añadido.

CREMAS DE CEREALES

Para todas las cremas siempre tenemos la versión dulce, que podemos cocinar con pasas o con verduras dulces (calabaza, zanahoria), o la versión salada (con cebolla, con coliflor).

La crema salada siempre es un poco más tónica para la digestión, y la dulce, más armonizante e hidratante.

Para darle contraste al plato, puedes ponerle por encima algo crujiente como semillas tostadas (de sésamo, de calabaza, de girasol o de cáñamo) o frutos secos como almendras o nueces tostadas. En las versiones saladas puedes condimentar con gomasio o semillas de sésamo, y luego con perejil fresco picado para polarizar el plato con algo fresco, pues los ingredientes de la crema están muy cocidos.

CREMAS DULCES DE CEREALES

Son el desayuno ideal: nutren, dan energía, activan el metabolismo, son muy digestivas, hidratan y lubrican.

Quedan muy bien las frutas desecadas, por ejemplo, fresas, frambuesas o arándanos, pues le dan a las cremas de cereales un suave toque dulce y áci-do, así como un punto de color y aroma.

¡No puedo comer gluten! ¿Qué cereales puedo tomar para desayunar?

Si eres intolerante al gluten o celíaca, no puedes consumirlo. El mero hecho de ingerir pequeñas cantidades o trazas de gluten lesiona las vellosidades del intestino delgado dando lugar a los síntomas que ca-racterizan la enfermedad (dolor abdominal, flatulencias, estreñimiento, diarrea, heces grasosas, pérdida de peso...).

El gluten es una proteína que contienen los siguientes cereales:

- trigo, cebada, centeno, espelta, malta y avena.

En cambio, no contienen gluten:

- trigo sarraceno o alforfón, maíz, mijo, arroz, quínoa, amaranto, teff y avena sin gluten.

Las semillas tampoco lo contienen.

VIERNES:
RESPIRA MEJOR

NECESITAMOS OXÍGENO

El oxígeno que circula por nuestra sangre va a determinar la salud y la vitalidad de las células de nuestro organismo. Por tanto, tenemos que respirar bien para oxigenar adecuadamente la sangre.

Aprender a respirar bien es una de las prácticas que más beneficios puede aportar a nuestra vida, ya que afecta al nivel de energía, a la vitalidad, al nivel de estrés, al sueño, a la capacidad de concentración y a nuestro estado emocional.

Imagínate ante una situación de estrés, por ejemplo, que alguien te grita, o que se para el ascensor inesperadamente. ¿Qué piensas que es mejor?

— **Respirar profundamente y espirar despacio antes de empezar a reaccionar.**

— **Reaccionar de inmediato activándote para resolver la situación cuanto antes.**

¿CÓMO DEBERÍAMOS RESPIRAR?

Respirar bien nos ayuda a enfrentar la vida con todas sus situaciones de una forma más centrada y más calmada.

La manera adecuada de respirar consiste, en primer lugar, en llenar de aire toda la cavidad pulmonar, empezando por la zona baja del abdomen, luego el medio abdomen y por último la zona del pecho. A continuación, exhalamos sacando primero el aire de la zona del pecho y vamos bajando hasta expulsar el aire del bajo abdomen.

Cuando inspiramos, físicamente es como si empujáramos el abdomen hacia fuera, mientras que cuando espiramos es como si metiéramos el abdomen hacia dentro.

CONSECUENCIAS DE NO RESPIRAR ADECUADAMENTE

Cuando somos bebés respiramos así de forma espontánea, pero a medida que crecemos y empezamos a experimentar situaciones de tensión y estrés emocional, la respiración se vuelve cada vez más corta y más rápida.

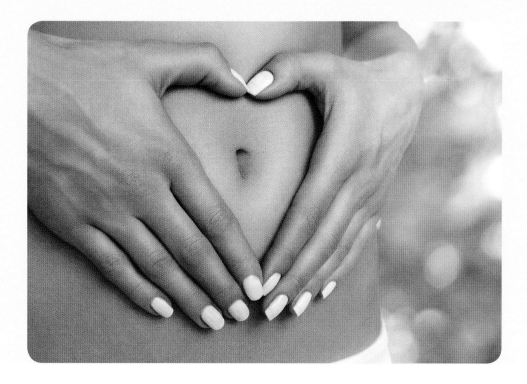

Inhalamos entonces menos oxígeno y, lógicamente, esto hace que circule menos cantidad de oxígeno por la sangre. A su vez, el cerebro también recibe una menor cantidad de oxígeno y empieza a reducir su rendimiento, y aparecen síntomas como la somnolencia y la pérdida de capacidad de concentración. Además, poco a poco va disminuyendo la capacidad pulmonar.

PASOS A SEGUIR

Lo que tienes que hacer, en primer lugar, es tomar conciencia de cómo es tu respiración. Para eso, vas a detenerte un par de veces al día a observarla, dejándola que se dé, sin intentar modificarla. Tras unos días haciendo esto, vas a empezar a practicar un ejercicio sencillo. Dos o tres veces al día, según tu disponibilidad, párate unos minutos y respira de la siguiente manera:

- **Empieza inspirando y llenando primero la zona baja del abdomen**
- **A continuación, exhala muy lentamente**

Debes empezar con este ejercicio desde ya, pues va a darte más energía y claridad para optimizar tus recursos. A medida que lo practiques te sentirás más calmada y equilibrada, y las urgencias del día a día se irán relativizando.

SI TE RESULTA DIFÍCIL...

Si al principio no logras inflar la zona baja del abdomen, échate en la cama, en el suelo o donde puedas, ponte un libro pesado en la zona de la barriga y trata de levantarlo inspirando. Luego suavemente vas espirando y observas cómo baja el libro. Se trata de repetirlo varias veces al día y durante varias semanas para «reeducar» el cuerpo, para «recordarle» cómo debe respirar.

Incluso cuando creas que ya respiras bien, te aconsejamos que de vez en cuando, en cualquier momento y situación, te detengas unos segundos y observes tu respiración.

Si ves que vuelves a respirar superficialmente, retoma el ejercicio varias veces al día durante un par de minutos.

SÁBADO:
TU LISTA DE LA COMPRA PARA LOS DESAYUNOS

A continuación, te proponemos algunos ingredientes saludables para preparar tus desayunos:

- 250 ml de agua caliente
- 1 filtro de té de frutos rojos
- ¼ de taza de copos finos de avena
- 2 cucharadas soperas de semillas de chía
- 1 cucharada de leche de coco
- 1 ramita de vainilla (o 4 gotas de esencia de vainilla)
- 1 cucharada de postre de azúcar de coco o una punta de cucharada de estevia en polvo

- para decorar: muesli crujiente (puedes usar cualquiera de tu gusto), fresas, cerezas o cualquier fruta roja de tu gusto, semillas de girasol y de calabaza o bayas de goji

- copos finos de avena

- semillas: calabaza, girasol...

- almendras laminadas (o enteras)

- pasas

- arándanos secos

- copos de coco

- copos de maíz tostados

- leche vegetal de avena o arroz

- pan integral de levadura madre del cereal de tu elección: trigo, espelta, kamut, centeno, maíz, trigo sarraceno..., cortado en forma de rebanada gruesa

- 2 tomates maduros

- aceite de oliva de primera presión

- sal marina

- 150 g de tofu natural o ahumado

- tamari

- 1 puerro mediano

- 5 tallos de cebollino fresco

DOMINGO:
LAS RECETAS DE LA SEMANA

PUDIN DE AVENA Y CHÍA CON FRUTAS ROJAS

Ingredientes

250 ML DE AGUA CALIENTE
1 FILTRO DE TÉ DE FRUTOS ROJOS
½ DE TAZA DE COPOS FINOS
   DE AVENA
2 CUCHARADAS SOPERAS DE
   SEMILLAS DE CHÍA
1 CUCHARADA DE LECHE DE COCO

1 RAMITA DE VAINILLA
   (O 4 GOTAS DE ESENCIA
   DE VAINILLA)
1 CUCHARADA DE POSTRE DE
   AZÚCAR DE COCO O UNA
   PUNTA DE CUCHARADA DE
   ESTEVIA EN POLVO

• para decorar: muesli crujiente (puedes usar cualquiera de tu gusto), fresas,
  cerezas o cualquier fruta roja de tu gusto, semillas de girasol y de calabaza
  o bayas de goji

62

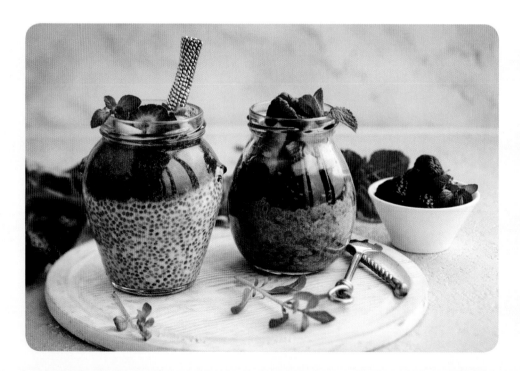

Se prepara así

Haz un té con el agua y la bolsita de té. Añade los copos de avena y la vainilla. A continuación, echa una pizca de sal. Deja que hierva 20 minutos. Tritúralo con la batidora. Añade las semillas de chía. Mezcla bien e introdúcelo en la nevera durante toda la noche. Sácalo de la nevera un rato antes de desayunar para que no te resulte demasiado frío. Añade un poco de muesli crujiente y decora con fresas, cerezas u otros frutos rojos, las bayas de goji y las semillas.

ES INTERESANTE QUE SEPAS

Es un desayuno refrescante, lubrica el tránsito intestinal y resulta ¡muy saciante! Tendrás energía estable durante varias horas. Es rico en vitaminas, minerales y antioxidantes.

63

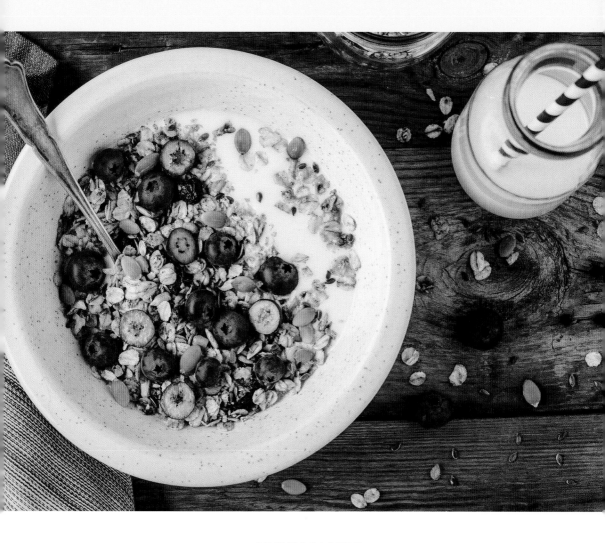

MUESLI CASERO
CON LECHE VEGETAL

Ingredientes

COPOS FINOS DE AVENA
SEMILLAS: CALABAZA, GIRASOL...
ALMENDRAS LAMINADAS
   (O ENTERAS)
PASAS

ARÁNDANOS SECOS
COPOS DE COCO
COPOS DE MAÍZ TOSTADOS
LECHE VEGETAL DE AVENA
   O ARROZ

Se prepara así

Tuesta en una sartén los copos finos de avena junto con las semillas. Ve removiendo constantemente hasta que notes que cambia el color y el olor que desprende la mezcla. Cuando se haya enfriado, añade las frutas deshidratadas, las almendras y los copos de coco y de maíz tostados. Por último, hidrata tu bol de muesli con la leche vegetal de avena o arroz.

Una vez que te sirvas el bol, puedes enriquecerlo añadiendo algo de fruta de temporada: fresas, plátano o manzana para darle el toque de frescura.

ES INTERESANTE QUE SEPAS

La receta es energizante, refuerza los riñones, tonifica. Ofrece energía estable durante la mañana. Si dispones de poco tiempo para preparar tu propio muesli, puedes comprarlo ya preparado fijándote en que esté tostado y ¡sin endulzar!

65

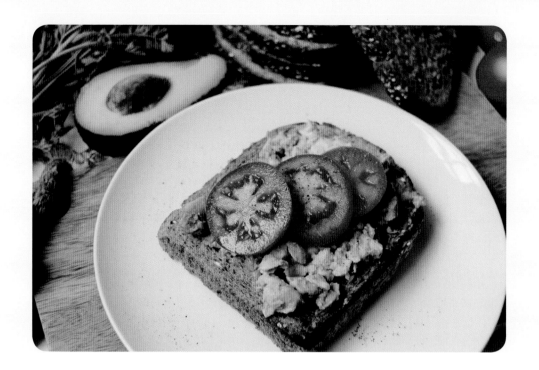

TOSTADA DE AGUACATE, TOMATE Y TOFU (O BONITO, O SALMÓN, O...)

Ingredientes
(Para 2 personas)

PAN INTEGRAL DE LEVADURA
   MADRE DEL CEREAL DE TU
   ELECCIÓN: TRIGO, ESPELTA,
   KAMUT, CENTENO, MAÍZ,
   TRIGO SARRACENO...,
   CORTADO EN FORMA DE
   REBANADA GRUESA
2 TOMATES MADUROS
½ AGUACATE MADURO

½ CUCHARADITA DE JUGO
   DE LIMÓN
ACEITE DE OLIVA DE PRIMERA
   PRESIÓN
SAL MARINA
150 G DE TOFU NATURAL O AHUMADO
TAMARI
1 PUERRO MEDIANO
5 TALLOS DE CEBOLLINO FRESCO

Se prepara así

Si el pan no es fresco, tostarlo ligeramente.

Saltear el tofu en una sartén pincelada con aceite de oliva, durante 5-7 minutos. Sazonar con unas gotas de tamari. También podemos saltear el tofu con alguna verdura, como un puerro cortado muy fino.

Lavar los tomates, cortarlos por la mitad y rallarlos. Aliñar con sal y aceite de oliva. Extender una gruesa capa de tomate rallado sobre el pan. Cortar el aguacate en rodajas finas y aplastarlo con un tenedor. Añadir unas gotas de jugo de limón y extenderlo sobre el tomate.

Añadir el tofu salteado con puerros. Como variantes, podemos sustituir el tofu por migas de bonito en aceite de oliva, anchoas o salmón ahumado. Condimentar con cebollino fresco bien picado.

ES INTERESANTE QUE SEPAS

Esta receta es nutritiva, energizante, digestiva y aporta proteína vegetal, sin grasas saturadas.

Puedes adaptar la tostada con tomate a otro tipo de alimento proteico, como un paté vegetal (hummus, olivada, paté de setas...), o si prefieres algo de proteína animal, puedes prepararla con bonito en aceite de oliva, anchoas, salmón salvaje ahumado, huevos revueltos o un queso fresco. Recuerda comprobar el origen de estos alimentos (¡que sea ecológico!).

LUNES:
TRAE TU MENTE A CASA

La mayoría de nosotros queremos sentir que nuestra vida y nuestras actividades cotidianas tienen sentido. Si estamos cuidando de niños pequeños en casa, si trabajamos toda la semana en una oficina o fábrica, si tenemos que atender a otras personas, si pasamos largas horas estudiando o realizando cualquier otra actividad, de continuo nos preguntamos si esta vida, con todos sus quehaceres, tiene sentido.

Si empezamos cada día y cada actividad de forma positiva, conectadas y conscientes, podemos imbuir todas nuestras acciones de un sentido trascendente. Nos ayudará a conectarnos con el aspecto más positivo y creativo de nuestra propia naturaleza y a hacer más profunda la experiencia de la vida.

La práctica diaria de esta semana está construida con la misma técnica que utilizamos en la primera. Esto desarrollará un estado de concentración mental más intenso. Repítela cada día durante al menos 10 minutos.

Empieza por sentarte en el lugar que hayas escogido para la meditación, un lugar en el que estés cómoda y tranquila, sentada en una silla o en el suelo sobre un cojín, con la espalda recta si te es posible o en una posición que te resulte agradable.

Siente cómo estás presente, erguida, digna y relajada.

Establece tu motivación («¿Por qué estoy meditando?») y así diseñas la disposición mental con la que entras en la meditación.

Cierra los ojos y presta atención a cómo actúa tu respiración, cómo entra y sale del cuerpo, inhala y exhala rítmicamente.

Inhala.

Exhala.

Si te ha resultado práctico el método de contar rítmicamente, si te ayuda a centrar la atención en la respiración, vuelve a él.

Inhala.

Exhala.

No te anticipes, sigue respirando tranquilamente, una vez más prestando atención al inhalar y al espirar.

Vamos a introducir algo nuevo, para traer tu atención otra vez al momento presente. En tu siguiente inhalación, cuando el aire entre en tu cuerpo, piensa en las palabras «traer a casa». Y cuando exhales, mientras sientes que el aire sale de tu cuerpo, piensa en las palabras «salir de casa».

Continúa con el recorrido de la respiración, el inhalar y el exhalar, interiorizando y exteriorizando.

No te asustes si te sientes rara. Tu mente es la culpable, le encanta analizar tus pensamientos y el «pensar». Así que si regresas a esta rutina, vuelve a centrarte en la respiración.

Inhala: «traer a casa».

Exhala: «salir de casa».

Toma presencia, siente cómo entra y sale el aire. Continúa así durante 5 minutos.

Notarás que tu mente se empeña en mantenerse conectada a las preocupaciones, a las distracciones o a aquellos pensamientos del pasado y del futuro. Céntrate de nuevo en la respiración sin juzgarte.

Imagina que tus pensamientos son como nubes en el cielo, no te identifiques con ellas, cada vez que aparece un pensamiento, una idea, una emoción, una distracción, no lo sigas, no lo juzgues, no le pongas etiquetas, solo deja que pase, como una nube en el cielo.

Inhala: trae el aire a casa.

Exhala: saca el aire de casa.

Continúa respirando 5 minutos más.

Practicar así una atención plena en el momento presente mejora significativamente la calidad de vida.

Es algo que vas a ir experimentando a medida que avances con tu práctica de meditación, ya verás.

Y nos acercamos al final de la práctica, manteniendo los ojos cerrados.

Inhala: trae el aire a casa.

Exhala: saca el aire de casa.

Dedica tu práctica: piensa en que los beneficios de tu sesión sean buenos para ti y para tus seres más queridos. Esta segunda semana, quizá puedas extenderlo también a otras personas que no te resultan tan cercanas. ¿Probamos?

Mueve los dedos de los pies y dirige la atención a la habitación; siente cómo están tu cuerpo y tu mente, siente el estado de calma y tranquilidad.

Abre los ojos y percibe el espacio a tu alrededor, de forma calmada, presente, y deja que este estado de tranquilidad y paz mental se transmita a lo que tengas que hacer a partir de ahora.

Un consejo útil para la práctica de la meditación es considerarla como una cita de extrema importancia. Acude cada día a tu cita sin falta.

MARTES:
GUÍA DE LAS SEMILLAS

Vamos a introducir las semillas en nuestra dieta porque nos aportan beneficios muy interesantes. Las podemos comer de muchas maneras: adornando una ensalada o unas verduras al vapor, en las cremas del desayuno, mezcladas con frutos secos, como un tentempié, en batidos, en panes... ¿Qué tipo de semillas es el mejor? ¡Ningún problema! Cuando acabes de leer esta guía... ¡serás toda una experta!

¿POR QUÉ SON TAN BENEFICIOSAS LAS SEMILLAS?

Las semillas son muy interesantes nutricionalmente, ya que corresponden al fruto del vegetal que dará lugar a una nueva planta. Por tanto, por sí solas pueden generar vida. Se almacenan muy fácilmente en la despensa, listas para consumir en cualquier momento del año.

DENTRO DE UNA SEMILLA ENCONTRAMOS:

- **ÁCIDOS GRASOS INSATURADOS (OMEGA 3, OMEGA 6 Y OMEGA 9)**
- **FIBRA QUE MEJORARÁ EL TRÁNSITO INTESTINAL Y EL ESTREÑIMIENTO**
- **PROTEÍNAS COMPLETAS PORQUE CONTIENEN AMINOÁCIDOS ESENCIALES (LOS QUE NO PUEDE PRODUCIR EL CUERPO)**
- **CALCIO, MAGNESIO Y HIERRO**

SEMILLAS QUE NO PUEDEN FALTAR EN NUESTRA DESPENSA

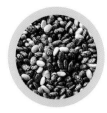

SEMILLAS DE CHÍA

Provienen de la planta *Salvia hispanica*. Destacan por su alto contenido en omega 3, por tanto aumentan el colesterol bueno o HDL. Estas semillas, al entrar en contacto con un líquido, desprenden mucílagos (ies como una gelatina!).

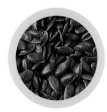

SEMILLAS DE LINO

Provienen de la planta *Lunum usitatissimum*. Destacan por su alto contenido en fibra y por tanto son un excelente aliado antiestreñimiento. Su contenido en omega 3 ayuda a aumentar el HDL.

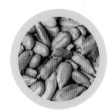

SEMILLAS O PIPAS DE GIRASOL

Provienen de la planta *Helianthus annuus*. Son ricas en vitamina E y omega 6. La vitamina E ies un potente antioxidante!, y nos ayuda a neutralizar los radicales que dañan las células. Además, contienen fósforo y potasio.

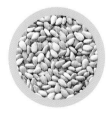

SEMILLAS DE SÉSAMO O TAHÍN

Provienen de la planta *Sesamum indicum*. A lo largo del Programa 8 Semanas, el tahín (hecho de semillas de sésamo) será un ingrediente importantísimo en nuestros platos, porque aporta un sabor increíble y es un concentrado de calcio único. Contienen hierro, cobre, zinc, potasio, sodio, tiamina (B1), niacina (B3) y vitamina E. Destaca el contenido de triptófano, que es un excelente regulador del sistema nervioso (iesencial si tenemos ansiedad!).

IMPORTANTE *Las semillas de sésamo y el tahín nos aportan más calcio que los productos lácteos.*

100 g de sésamo = 975 mg de calcio

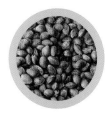

SEMILLAS O PEPITAS DE CALABAZA

Provienen de la planta *Curcubita maxima*. Son ricas en magnesio, zinc, fósforo... ¡y proteínas! Suelen decorar las cremas y los panes.

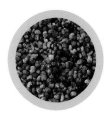

SEMILLAS DE CÁÑAMO

Provienen de la planta *Cannabis sativa*. Son muy ricas en proteínas y aminoácidos esenciales. Su contenido en tetrahidrocannabinol (THC) es prácticamente nulo (0,2 por ciento). Se utilizan para adornar panes de hamburguesas, panecillos, sopas...

SEMILLAS DE AMAPOLA

Provienen de la planta *Papaver somniferum*. Son ricas en vitamina E y omega 6. La vitamina E ¡es un potente antioxidante!, y nos ayuda a neutralizar los radicales que dañan las células. Además, contienen fósforo y potasio.

72

¿CÓMO SE COMEN?

- A cucharadas: 1 o 2 cucharaditas al día
- Molidas
- Germinadas
- Adornando nuestros platos: ensaladas, cremas, horneados, desayunos...
- En batidos o bebidas (las dejaremos en remojo 8-12 horas)
- En cremas de semillas

TRUCO *Para obtener todos sus beneficios nutricionales, antes de consumirlas tenemos que molerlas (en un molinillo o un mortero, solamente para romper la cáscara), ponerlas en remojo o dorarlas un poco en una sartén.*

MIÉRCOLES:
EL AGRADECIMIENTO

Vamos a seguir avanzando, y encadenaremos algo nuevo a lo que ya venimos haciendo desde la semana pasada: disfrutar de los pequeños momentos radiantes cotidianos. Esta semana vas a concentrarte en lo que ya tienes, no en lo que te gustaría alcanzar. Y para ello, te propongo usar un arma infalible: el AGRADECIMIENTO.

Empieza por pararte un segundo a agradecer lo que muchas veces, tú, yo y muchas personas más, damos por descontado. Agradece despertarte cada mañana. Agradece tener el cuerpo que tienes. Agradece el espacio y el tiempo para meditar, si lo haces. El bol de cereales del desayuno, saboréalo y párate a disfrutarlo. En el camino hacia el trabajo, disfruta del sol y el aire en la cara, agradeciéndolo. Agradece el trabajo de los que te rodean, las comodidades de la ciudad, los árboles que te encuentres y cada sonrisa que te dediquen.

El agradecimiento te situará en el momento presente, te llevará a sentir más y a pensar menos. Te ayudará a apreciar los momentos cotidianos, que son tan importantes como la próxima tarea. Agradecer te apartará de estar tan centrada en ti misma, a no estar tan enfocada en hacer y hacer compulsivamente.

El espíritu del agradecimiento te llevará a darle al momento plena atención, lo sentirás completamente y abrirás el corazón. Esto es un antídoto al espíritu cotidiano de correr, hacer, más, más...

Te propongo practicar desde hoy el espíritu del agradecimiento y hacerlo, sobre todo, cada vez que notes que tu mente se desata. En ese instante, lleva tu atención a ese momento y agradece con todo el corazón lo maravilloso de estar ahí, compartiendo, sintiendo, siendo.

¿Lo hacemos juntas? ¡Venga! ¿Te imaginas que seamos muchas personas las que hagamos esto a la vez? ¿Qué puede pasar? Seguro que algo bueno. Cuéntamelo, que compartir experiencias nos enriquece (si quieres escribir y compartir con las demás tu experiencia en este reto, puedes hacerlo a través de Facebook e Instagram).

 www.facebook.com/sienteteradiante

 www.instagram.com/sienteteradiante

¡Ha sido una grata sorpresa! Un programa repleto de conocimientos culinarios y de la vida en general, un plan de entrenamiento físico completo, yoga, meditación, gestión de emociones... En definitiva, ¡las herramientas clave y básicas para saber cómo dar lo mejor de mí! El P8S me ha abierto las puertas a un estilo de vida más consciente; durante 8 semanas lo he puesto en práctica y ahora forma parte de mí. 🙂 *¡Muy feliz de compartir esta experiencia! ¡GRACIAS!*

PAULA

Entra en la cocina y conecta con la ilusión de preparar las comidas. Ponle intención a tus recetas. Desde la cocina, puedes manejar tu salud y la de los tuyos... ¡Cocinar es una rutina con mucho poder!

PILAR

SEMANA 3:
Menos carne y
¡más legumbres!

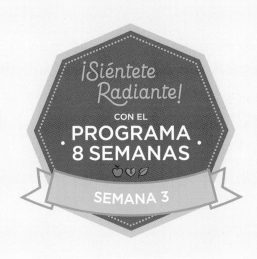

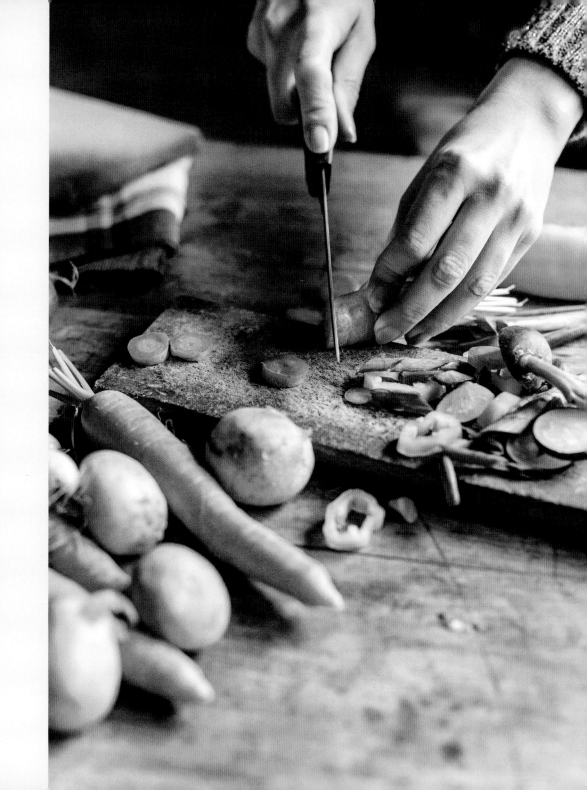

JUEVES:
¡MENOS CARNE Y MÁS LENTEJAS!

UN CAMBIO FUNDAMENTAL

Es cierto que necesitamos proteínas en nuestra alimentación, pero hay otros alimentos ricos en proteínas mucho más limpios y energéticamente más centrados que la carne, en especial las legumbres.

VENTAJAS

Consumir proteínas vegetales en lugar de animales tiene muchas ventajas:

PROTEÍNAS ANIMALES	PROTEÍNAS VEGETALES
• Acumulamos grasas saturadas en el cuerpo.	• No acumulamos grasas saturadas (órganos en mejor estado y menos celulitis).
• Ingerimos tóxicos y el cuerpo se desgasta para eliminar los que puede (el resto se quedan).	• El cuerpo no necesita tanta depuración y aprovecha mejor la energía.
• Irritabilidad, mal humor, cansancio, estancamiento emocional.	• Equilibrio emocional: las emociones fluyen mejor y no se «estancan».
• En el intestino se da un proceso de putrefacción.	• En el intestino se da un proceso de fermentación, más limpio y saludable.

Conociendo el proceso de digestión de las proteínas animales y de las proteínas vegetales en el intestino, ¿qué alimento te parece más limpio para tu organismo?

___ Un paté de garbanzos con pasta de sésamo y unas gotas de limón.

___ Un filetito de ternera a la plancha.

APORTE PROTEICO

No obstante, todavía hay quien piensa: «Si no como carne me faltarán proteínas».

Pues resulta que las legumbres tienen por término medio entre un 25 y un 33 por ciento de proteína, mientras que un bistec, según si tiene más grasa o menos, contiene entre un 18 y un 22 por ciento. Las legumbres son tan proteicas que no es necesario que comas grandes cantidades, pero sí que lo hagas de forma regular, unas cinco veces por semana, preferiblemente a mediodía.

Son un alimento excelente para las mujeres porque ayudan a regenerar la sustancia de los órganos y tejidos, que se deteriora especialmente a partir de una cierta edad. También porque las mujeres toleramos peor la carne que los hombres, pues es un alimento muy caliente y se acumula en la zona de las nalgas.

¿QUÉ LEGUMBRES PUEDES TOMAR?

Las legumbres más comunes en nuestra cultura son las lentejas, los garbanzos, las alubias y, aunque de incorporación más reciente, la soja.

Menos conocidos son los azukis, un tipo de legumbre que se da en tierras volcánicas. Se trata de una legumbre con una gran concentración de minerales, muy depurativa y muy interesante si tienes problemas renales como infecciones, cistitis, etc., pues es muy nutritiva para el riñón.

FORMA DE COCINAR LAS LEGUMBRES

Las legumbres deben estar bien cocinadas. Hay personas que no las comen porque piensan que se les hinchará la barriga y tendrán gases. Lo cierto es que la legumbre es muy nutritiva, pero también indigesta. Por eso, puedes ayudar a la cocción con comino, cardamomo, hinojo o laurel, o bien cocinarlas con zanahoria y cebolla.

La sal debes añadirla al final de la cocción para que la legumbre no quede dura. Si una vez cocidas ves que la piel está todavía un poco dura, puedes pasarlas por el chino y preparar un puré de legumbre.

CONDIMÉNTALAS

Es interesante que condimentes las legumbres con algo de sésamo. Puede ser sésamo tostado triturado, gomasio o aceite de sésamo. La combinación de cereal, legumbre y sésamo resulta muy completa y rica en aminoácidos esenciales complementarios entre sí. Nos ayuda a reponer la sustancia que vamos gastando en cada acto vital y a tener más energía de fondo. También contribuye a la concentración mental, por lo que es muy útil para las personas que tienen que estudiar o hacer cualquier trabajo que requiera concentración. Igualmente, puedes condimentar las legumbres con unas gotas de jengibre, especialmente si es invierno y hace frío, y no tienes síntomas de calor como picores, insomnio, sequedad o sofocos premenstruales.

AÑÁDELES ALGA KOMBU

Cuando cocines las legumbres también puedes añadirles alga kombu. Se trata de un alga que contribuye a ablandar más rápidamente la legumbre y el cereal, y potencia el sabor del alimento con que se cocina. Aporta muchos minerales y va bien para la circulación.

Si tienes problemas de varices, capilares que se rompen o de circulación en general, comer al día 5 centímetros de alga kombu cocinada con el cereal o la legumbre va muy bien. Hablaremos más de ella cuando nos ocupemos de las algas, pues también son beneficiosas para la salud de las uñas, el cabello, etc.

COMBÍNALAS CON CEREALES

Es recomendable combinar las legumbres con cereales en grano, por ejemplo, lentejas con arroz, quínoa o mijo. La proporción aconsejable sería dos partes de cereal por una de legumbres.

Si comes mucha legumbre te resultará indigesta y al final te provocará cansancio. Es mejor que la tomes de forma más regular y en pequeñas cantidades.

¡Y siempre bien cocinadas!

LA COMBINACIÓN IDEAL:

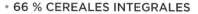

- **66 % CEREALES INTEGRALES**

- **33 % LEGUMBRES**

VIERNES:
EJERCICIOS PARA HACER EN TU MESA DE TRABAJO

Esta semana, no dejes de hacer las caminatas que empezaste la semana pasada, y vamos a incorporar unos sencillos ejercicios para estirarte y relajar la espalda si pasas muchas horas delante del ordenador o en tu mesa de estudio o trabajo.

Presta atención a la postura para que sea correcta. Procura estar sentada en una silla que te permita tener la espalda recta, los hombros relajados, los pies bien apoyados. La pantalla del ordenador idealmente debería estar a la altura de los ojos.

Realiza ejercicios de estiramiento simples. Estira los brazos, piernas, cuello y torso mientras estás sentada. Esto te ayudará a evitar una sensación de rigidez.

- **Cuello:** flexiona lentamente la cabeza hacia delante y hacia atrás, de lado a lado y mira hacia la derecha y a la izquierda.
- **Hombros:** gira los hombros hacia delante aproximadamente 10 veces y, luego, hacia atrás.
- **Brazos:** sacude los brazos a ambos lados del cuerpo con energía, activarás la circulación. Sube los brazos a ambos lados de la cabeza, entrelaza las manos y estírate con cuidado primero hacia un lado y luego hacia el otro.
- Para estirar los tríceps y los músculos intercostales, ponte de pie. Coge el codo derecho con la mano izquierda y tira suavemente del codo hacia detrás de la cabeza.

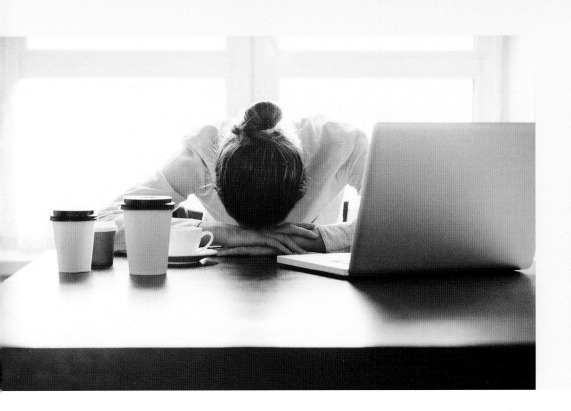

- **Muñecas:** gira las muñecas regularmente, 10 veces en cada sentido. Esto te irá bien si pasas mucho tiempo escribiendo en el teclado.

- **Tobillos:** gira los tobillos regularmente 10 veces en cada sentido.

- **Pecho:** abre los brazos y lleva los hombros hacia atrás, ensanchando el pecho para contrarrestar la postura encorvada de tu espalda.

- **Abdomen:** contrae los abdominales y los músculos de los glúteos, mantenlos así por unos cuantos segundos, luego relájalos. Haz una serie de 50 contracciones cada vez que puedas, mientras estés trabajando en tu escritorio.

- **Pantorrillas:** estira las pantorrillas. Mientras estés sentada, estira las piernas, apoya los pies en el suelo y levanta las puntas estirando las pantorrillas. Haz varias series de 10 repeticiones durante las horas que pases sentada.

LA IMPORTANCIA DE LOS DESCANSOS

Intenta levantarte cada 45 minutos y camina un poco. Esto asegurará una circulación sanguínea continua en tus brazos y piernas, y evitará que se cansen demasiado. ¡Y ya que te levantas... aprovecha y ve a llenarte la taza con agua o alguna rica infusión! Si puedes hacer descansos más largos, sal a la calle y usa las escaleras en lugar del ascensor para bajar. Aparte de darle un buen ejercicio a las piernas y al corazón, también podrás despejarte con un poco de aire fresco.

SÁBADO:
TU LISTA DE LA COMPRA PARA COCINAR LAS LEGUMBRES

Aquí tienes los ingredientes necesarios para cocinar las legumbres:

- 2 tazas de garbanzos cocidos

- 1 rama de perejil fresco

- 2 zanahorias grandes

- 1 cucharada sopera de tahín (pasta de sésamo)

- zumo de ½ limón

- sal

- agua

- 2 tazas de calabaza cortada en dados

- 1 taza de azukis remojados toda la noche

- 1 trozo de alga kombu

- 1 cucharada de shoyu o tamari (salsa de soja)

- una pizca de sal marina

- aceite de sésamo (o de oliva)

- agua mineral

- 2 cebollas a cuadraditos y 1 puerro (cortado fino)

- 2 zanahorias (ralladas)

- 1 penca de apio (cortado fino)

- 100 g de lentejas Dupuy o pardinas

- 5 cm de alga wakame (remojar 5 minutos, escurrir y cortar)

- 2 dientes de ajo o la cantidad equivalente de jengibre

- laurel, perejil

DOMINGO:
LAS RECETAS DE LA SEMANA

HUMMUS DE ZANAHORIA

Ingredientes
(Para 4 personas)

2 TAZAS DE GARBANZOS
   COCIDOS
1 RAMA DE PEREJIL FRESCO
2 ZANAHORIAS GRANDES
1 CUCHARADA SOPERA DE TAHÍN
   (PASTA DE SÉSAMO)

ZUMO DE ½ LIMÓN
SAL
AGUA

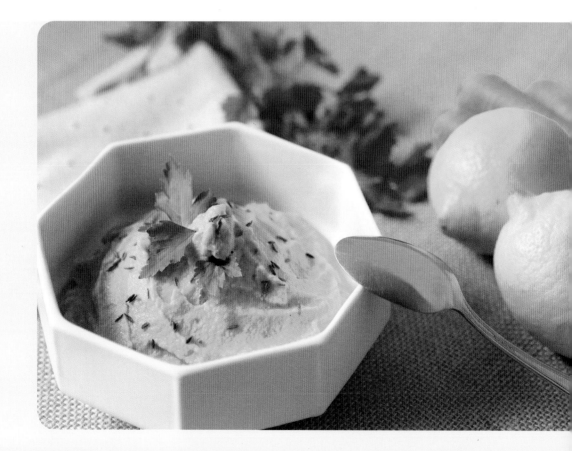

Se prepara así

Lavar bien las zanahorias con el cepillo de verduras, o pelarlas. Cocinarlas al vapor cortadas en trozos medianos hasta que puedas pincharlas con el tenedor. En el vaso de la batidora, echar los garbanzos, las hojas del perejil, los trozos de zanahoria, 1 cucharada sopera de tahín, el jugo de medio limón, sal y un poco de agua para poder batir bien.

ES INTERESANTE QUE SEPAS

Es una receta proteica, suave y ligera, que tonifica el estómago. Es ideal para preparar tuppers *saludables, para* snacks *entre horas o pícnics. Puedes preparar un poco de más para congelar un par de raciones, ¡lo agradecerás cuando vayas con prisas!*

85

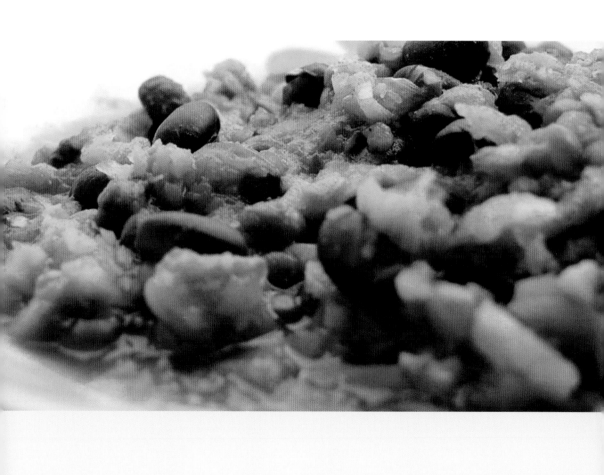

AZUKIS CON CALABAZA

Ingredientes

2 TAZAS DE CALABAZA CORTADA
   EN DADOS
1 TAZA DE AZUKIS REMOJADOS
   TODA LA NOCHE
1 TROZO DE ALGA KOMBU

1 CUCHARADA DE SHOYU O
   TAMARI (SALSA DE SOJA)
UNA PIZCA DE SAL MARINA
ACEITE DE SÉSAMO (O DE OLIVA)
AGUA MINERAL

Se prepara así

Escurrir y aclarar los azukis bajo el grifo. Tirar el agua de remojo. Poner los azukis y el alga kombu en una cacerola, cubiertos de agua. Cocer a fuego lento hasta que los azukis estén tiernos. Agregar el shoyu, añadir los dados de calabaza y dejar que esta se cocine hasta que esté bien blandita. Aplastar con el tenedor, si se le quiere dar consistencia de paté, y servir una cantidad de 2-3 cucharadas en el plato.

87

ES INTERESANTE QUE SEPAS

....

Esta receta aporta proteínas vegetales, es depurativa, en ella predomina el sabor dulce y, por lo tanto, resulta excelente para compensar el exceso (diabetes) o la falta de azúcar en la sangre (hipoglucemia). Es muy adecuada para regular el peso. Tiene efecto laxante. Cambiando la calabaza por zanahoria y cebolla o nabos y puerros, se convierte en un plato todavía más depurativo.

ESTOFADO DE LENTEJAS DE LA CASA

Ingredientes

2 CEBOLLAS A CUADRADITOS
Y 1 PUERRO (CORTADO FINO)
2 ZANAHORIAS (RALLADAS)
1 PENCA DE APIO (CORTADO
FINO)
100 G DE LENTEJAS DUPUY
O PARDINAS
5 CM DE ALGA WAKAME
(REMOJAR 5 MINUTOS,
ESCURRIR Y CORTAR)

2 DIENTES DE AJO O LA
CANTIDAD EQUIVALENTE
DE JENGIBRE
LAUREL, PEREJIL
SHOYU O TAMARI (SALSA
DE SOJA)
SAL MARINA
ACEITE DE SÉSAMO
(O DE OLIVA)
AGUA MINERAL

Se prepara así

Lavar las lentejas y ponerlas a hervir en agua que solo cubra su volumen. Cuando llegue a ebullición, verter el líquido y añadir de nuevo agua para que tan solo las cubra. Añadir la wakame y el laurel y cocer a fuego lento y con la tapa, mientras preparamos el resto de las verduras. En una cacerola pincelada con aceite, saltear las cebollas y el puerro con una pizca de sal durante 10 minutos. Añadir la zanahoria rallada, los ajos enteros y el apio, otra pizca de sal, remover y cocer con la tapa durante 5 minutos o hasta que empiece a dorarse ligeramente. Agregar las lentejas con el jugo de cocción y una pizca de sal. Remover, tapar y cocer a fuego lento durante 15 minutos. Si hiciera falta, rectificar el sabor con unas gotas de salsa de soja, remover y servir con perejil picado.

ES INTERESANTE QUE SEPAS

Acompañado de arroz integral, se convierte en un plato de proteína completa. Muy bueno en caso de anemia y debilidad. Remineraliza y nutre. Condimentado con semillas de sésamo, contiene todos los aminoácidos esenciales. Muy adecuado para potenciar la concentración, para estudiar. Muy apropiado para el consumo regular.

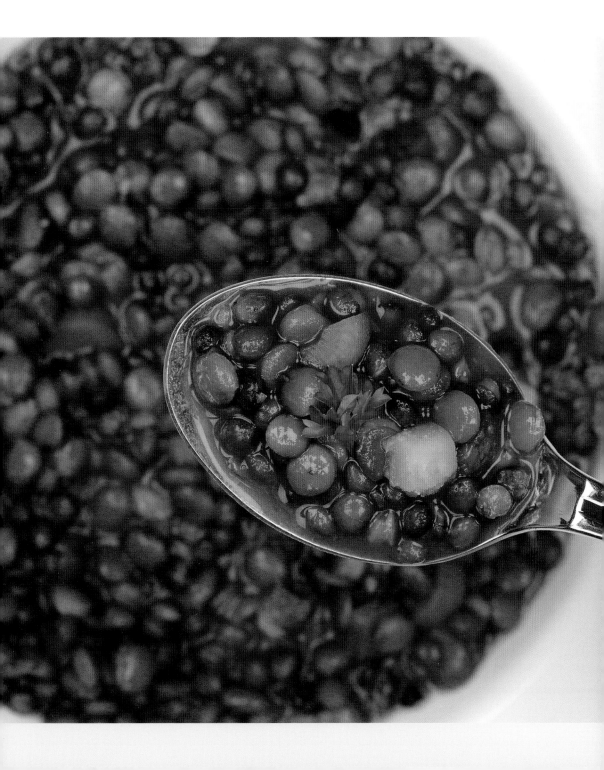

LUNES:
TODO LO QUE NOS SUCEDE EN LA VIDA TIENE UN SENTIDO

Si estamos tristes o desanimadas, la meditación nos ayuda a no dejarnos llevar por reacciones de tristeza, frustración, por la falta de confianza en nosotras mismas, la depresión o el miedo.

Resistirse a las experiencias de la vida es como ir en bicicleta cuesta arriba y con el viento en contra. Con la práctica de la meditación, podemos encontrar una herramienta que nos ayude a dar la vuelta y dejarnos llevar suavemente por el viento, porque podemos aprender y darnos cuenta de que todo lo que nos sucede en la vida tiene un sentido, y puede ayudarnos a crecer como personas.

La meditación no es tanto un ejercicio que hay que hacer, sino que al meditar creamos una actitud más abierta y despierta, que nos ayuda a llegar a este estado de conciencia clara que nos permite viajar por la vida ligeras de equipaje.

Ya has experimentado que en esta travesía te encuentras innumerables preocupaciones que se te vienen a la cabeza, más los pensamientos y las emociones fluctuantes.

Sinceramente, no hay que darles importancia, porque lo que de verdad cuenta es el presente, el aquí y ahora.

¿O cuántas veces has estado toda la noche preocupada por algo que todavía ni ha pasado y que tiene totalmente el control sobre ti?

La meditación te ayuda a reconocer cuán a menudo estamos pensando, porque estamos la mayor parte del tiempo preocupadas y pendientes de cómo irá todo, sin prestar atención al momento presente, que es el que está determinando nuestra realidad.

Así que esta semana vamos a practicar prestando mucha atención al momento presente, a través de la piel de nuestro cuerpo.

Repite esta práctica cada día, durante 10-15 minutos. Recuerda, siempre a la misma hora y sentada en tu refugio de meditación, si es posible. Si viajas y cambias con frecuencia de lugar, no te preocupes. Busca tu espacio en cualquier lugar en el que estés.

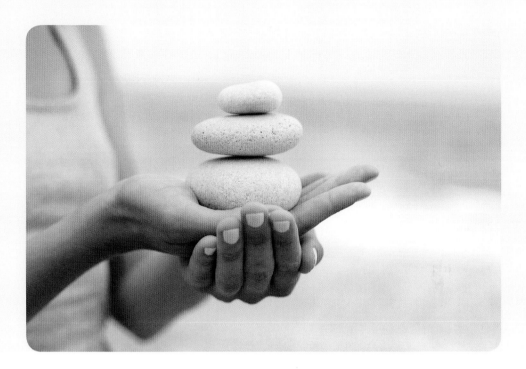

Empieza por sentarte cómodamente, con la espalda recta, y cierra los ojos.

Siente cómo tu cuerpo comienza a relajarse, y tal y como hemos hecho estos días, centra la atención en la respiración.

Establece la motivación de tu práctica.

Voy a meditar por mi bien y también, ¿por qué no?, por el bien de otras personas. Esto le dará a tu práctica una dimensión que va más allá de tu propio beneficio personal.

Nota cómo el aire entra en tu cuerpo (cuando inhalas) y cómo sale de él (cuando exhalas).

No has de hacer nada especial o regularlo de ninguna forma, solo respira naturalmente. Nota cómo sientes la respiración. Con cada exhalación tu cuerpo se convierte en algo más pesado y, otra vez, inhala y exhala.

Ahora lleva la atención a la parte más alta posible de tu cabeza, y siente cada cosa que está pasando en esa zona de tu cuerpo. Quizá sientas calor o cosquilleo en la zona, no te preocupes. En lo que te has de centrar es en la experiencia que estás viviendo en este preciso momento.

Ahora presta atención a la cabeza, la frente y la barbilla.

Observa cualquier sensación en las orejas, la cara, los ojos.

Vuélvete a centrar en la respiración, y nota cómo tu lengua se contrae y se relaja y cómo te hace sentir.

Siente cualquier sensación que emerge en la superficie de la piel o desde una mayor profundidad.

Ahora lleva la atención a los hombros, mira si sientes tensión o si no sientes algo en esta zona.

Cualquier cosa que observes está perfectamente bien, respira con gentileza sobre tus hombros.

Ahora céntrate en los brazos, observando cualquier sensación que notes, cualquier presión o tensión.

Extiende tu conciencia debajo de los brazos hacia la muñeca y los dedos.

Dirige la respiración a estas áreas, relajándolas; sigue respirando.

Concéntrate. Cuando inhalas, siente la zona inferior de tu espalda, y experimenta todo lo que está sucediendo allí. En estas zonas es donde acumulamos más tensión, sé consciente de ella. Lentamente, dirige la atención a la zona media de la espalda, siente su presencia.

Intenta no juzgar las sensaciones que sientes, no pienses si es placentero o no, si es bueno o no, no les pongas nombres ni etiquetas, tan solo céntrate en tu respiración.

Ahora lleva la atención a tu parte inferior, y siente cómo tus pies tocan el suelo.

Exhala e inhala, mantén contacto con la silla a medida que vas inhalando y exhalando.

Ahora centra la atención en las rodillas, en si están cansadas o tensas, nota que están allí contigo, y nota cómo se relajan.

Cuando estés preparada, respira y manda esta respiración a los tobillos y los pies, inhalando y exhalando.

Nota y presta atención a cómo se siente tu cuerpo ahora mismo, y aún con los ojos cerrados toma conciencia de cómo se siente el cuerpo entero, desde la cabeza hasta los pies.

Permanece así, respirando, sintiendo, durante unos minutos.

Dedica tu práctica.

Piensa en que los beneficios de tu sesión sean buenos para ti y para tus seres más queridos. Esta tercera semana, quizá puedas extenderlo más allá, no solo a las personas cercanas y conocidas, sino incluso a aquellas que te cruzas todos los días en la calle, el trabajo, el supermercado... ¿Te animas?

Mueve los dedos de los pies, siente cómo están tu cuerpo y tu mente, siente el estado de calma y tranquilidad.

Abre los ojos y percibe el espacio a tu alrededor, de forma calmada, presente, atenta, y deja que esta tranquilidad y esta paz mental se transmitan a lo que tengas que hacer a partir de ahora, se trasladen a tu estado de forma que puedas vivirlo todo con más presencia y más calma.

Si tienes una práctica religiosa con la que te sientas cómoda, no significa que debas cambiar nada de lo que ya haces, sino que, probablemente, la práctica de la meditación te ayude a centrarte mejor en ello.

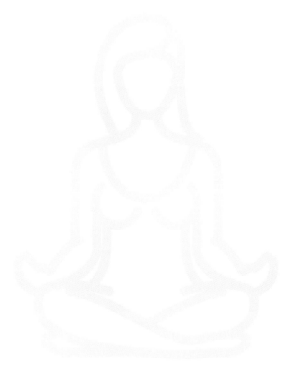

MARTES:
GUÍA DE LAS LEGUMBRES

Muchas veces asociamos los platos de legumbres con comidas copiosas, pesadas o con malas digestiones. Incluso con que son alimentos que engordan. De esta manera, en muchas casas ha caído en picado el consumo de legumbres, si lo comparamos con las que consumían nuestros abuelos. Ellos las consideraban un alimento clave, incluso había tiendecitas de legumbres cocidas en todos los barrios. Vamos, seguro que hemos oído alguna vez: ¡cómetelas, que son un medicamento!

EN UNA DIETA EQUILIBRADA, ¿HAY QUE COMER LEGUMBRES?

¡Sí! Son grandes aliadas de nuestra buena salud. Su alto contenido en proteínas permite que disminuyamos el consumo de proteína animal.

94

LAS LEGUMBRES APORTAN:

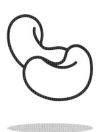

- **CARBOHIDRATOS COMPLEJOS (ALMIDÓN): SON SACIANTES E IDEALES PARA DIABÉTICOS PORQUE SE ABSORBEN LENTAMENTE**
- **FIBRA: MEJORAN EL TRÁNSITO INTESTINAL**
- **PROTEÍNAS**
- **MINERALES Y ANTIOXIDANTES**
- **HIERRO**

LEGUMBRES QUE NO PUEDEN FALTAR EN NUESTRA DESPENSA

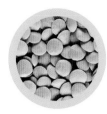

LENTEJAS

Si combinamos lentejas con arroz, se convierte en «un superalimento», pudiendo suplir a la proteína animal. Destaca su contenido en hierro, ideal para la anemia, vitaminas del grupo B (B1, B2 y B6), selenio, zinc y ácido fólico. Existen diferentes subtipos de lentejas: pardina, beluga, coral... ¡Es interesante ir descubriéndolas!

Las podemos consumir: en ensalada, como crema, como hamburguesa vegetal y acompañando a nuestras verduras cocidas o cereales.

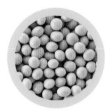

SOJA

Destaca su contenido en proteína, y puede sustituir por sí sola a la proteína animal. Contiene los ocho aminoácidos esenciales. Para que su ingesta sea completa se acompaña de cereales o frutos secos. Su contenido en isoflavonas se asocia al alivio de los trastornos de la menopausia y a la prevención de la osteoporosis. Este es un tema que está en estudio y sobre el que hay opiniones diversas.

La podemos consumir: como harina para preparar hamburguesas, leche vegetal, tofu o queso de soja, tempeh (fermentado de semillas), nata o crema para cocinar y salsa de soja.

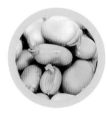

HABAS O ALUBIAS

Su origen es el Mediterráneo y Asia Central. Tienen un alto contenido en potasio y fósforo. Hay una gran variedad: blancas, pintas, pequeñas, grandes...

Las podemos consumir: como harina (buena alternativa para celíacos), estofadas, salteadas con verduras o arroz.

95

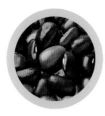

FRIJOLES

En algunos países reciben el nombre de «porotos». Tienen un alto contenido en fibra, proteínas, potasio, yodo y hierro. Nos ayudan a neutralizar la acidez de estómago.

Las podemos consumir: en estofados, con caldo, en salsas, en ensaladas. En Brasil es muy famosa la *feijoada*.

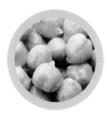

GARBANZOS

Esta legumbre es muy rica en almidón, lípidos, proteínas, ácido oleico y linoleico.

Los podemos consumir: cocidos, como harina para rebozado, en el caldo o en ensalada. Dos platos típicos son el falafel y el hummus. El primero son unas «albóndigas» de garbanzos fritos y el segundo, una pasta de garbanzos cocidos a modo de paté vegetal.

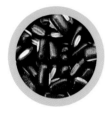

AZUKIS

Esta legumbre es típica de Oriente, sobre todo de Japón. Alto contenido en proteína vegetal. Los azukis son muy útiles para fortalecer los riñones. Contienen hierro y magnesio. Son muy suaves y digestivos, los niños los comerán con facilidad.

Los podemos consumir: en sopas, puré, ensalada, con arroz y como ingrediente de ipasteles y postres!

PREPARAMOS UN TÉ MEDICINAL CON AZUKIS

Utilizamos la variedad de azukis Okkaido porque crecen en tierra volcánica y están cargados de nutrientes.

1. Ponemos, la noche anterior, una taza de azukis en remojo con agua mineral (tiraremos esta agua a la mañana siguiente).

2. Cogemos una tira de alga kombu de unos 5 cm y también la dejamos en remojo (conservaremos esta agua).

3. A la mañana siguiente, en una olla, incorporaremos los azukis, el alga kombu troceada y su agua de remojo. Lo pondremos a hervir 30 minutos. Abriremos la tapa e incorporaremos

calabaza, cebolla a trozos y una pizca de sal marina. A los 30 minutos, justo antes de retirar del fuego, añadiremos una cucharada de tamari por cada ración que vayamos a cocinar.

4. Lo colaremos. El guiso lo reservaremos para comer y el caldo lo tomaremos a modo de té (se puede conservar 3-4 días).

> ¡REFUERZA LOS RIÑONES Y EL PÁNCREAS!

¿CÓMO COCINAR LAS LEGUMBRES?

Seguiremos los siguientes pasos para que queden bien tiernas y no nos sean indigestas.

- **Ponlas en remojo 12 horas antes.**
- **Como aumentan de tamaño, se tienen que poner en un recipiente amplio y cubrir con el triple de agua.**
- **No es necesario añadir sal, porque ralentiza el proceso de ablandar las legumbres y altera su sabor.**
- **Se puede añadir bicarbonato al agua en remojo para evitar que el medio alcalino contribuya a la pérdida de minerales y vitaminas.**
- **Antes de cocinarlas, hay que escurrirlas y pasarlas por agua fría para eliminar los azúcares que sueltan durante el remojo.**
- **Durante su cocción se puede añadir alga kombu para que sean más digestivas. Los primeros 10 minutos de cocción deben ser a fuego rápido y sin tapar, después la cocción debe ser a fuego lento y continuo para que no se rompa la piel.**
- **El tiempo de cocción oscila entre 40 minutos y 1 hora.**

97

TRUCO *Si las legumbres te provocan flatulencias, añade unas semillas de comino a la cocción y evitarás este problema.*

MIÉRCOLES:
REVISA TU ACTITUD FRENTE A LOS OBSTÁCULOS

«Estoy harta», «Mi situación es insostenible»... ¿Quién no se ha dicho algo así en algún momento?

¿Eres consciente de que tus respuestas a las circunstancias de tu vida dependen de tu actitud? A menudo esas respuestas suelen ser demasiado complicadas. Todos nos enfrentamos a obstáculos, ¡nadie se salva!

Cómo reaccionemos ante la enfermedad, la pérdida, el cambio o los desastres imprevistos depende de la actitud, los prejuicios y las resistencias, no de los obstáculos en sí. De nuestra actitud depende que suframos más o menos, no del obstáculo en sí.

Cuando vivimos de forma consciente, dejamos de culpar a las situaciones externas de nuestra salud física y mental, y empezamos a responsabilizarnos de nuestro bienestar. ¡Y podemos evaluar las estrategias de combate! Podemos funcionar con una mente abierta y clara, no con una mente cerrada o incapacitada por las emociones destructivas.

¡Buenas noticias! Convertirte en una persona que maneja las circunstancias de la vida con espíritu abierto y positivo es posible.

Levántate cada mañana cultivando el agradecimiento. Dedica todos los días unos minutos a enfocarte hacia una actitud positiva.

Dedica unos minutos durante el día a serenar tu mente, tomando contacto con tu espacio interno. Al rebajar el nivel de tu cháchara mental, tu nivel de estrés disminuirá, rendirás más y tu ánimo se serenará. ¿Cómo hacerlo? Siéntate relajada con la espalda recta y los ojos cerrados, y, a continuación, céntrate durante unos segundos en tu respiración. Utiliza las pautas de las semanas anteriores para hacerlo.

Vigila tu diálogo interno: intenta que las cosas que piensas y dices sobre ti y sobre los demás y los fenómenos que te rodean tengan un talante más tolerante y positivo. No es lo mismo decirte «soy un desastre» que decirte «la próxima vez me saldrá mejor». 🙂

Echa mano más a menudo de tu sentido del humor... ¿que no lo encuentras? Sí, sí... ¡búscalo, que sin duda lo tienes!, y úsalo con más frecuencia. Te ayudará a encajar y a relativizar lo que sea que te vaya surgiendo en tu vida diaria.

Con el P8S he aprendido a mejorar la salud propia y la de mi familia incorporando cambios en los hábitos alimentarios y de vida consciente. Es fácil y motivador porque está muy bien explicado. Y al mismo tiempo es ameno y muy gratificante. Los efectos sobre el cuerpo son visibles a corto plazo tanto en la mejora de piel, uñas y cabello como en la serenidad y temple del sistema nervioso. Absolutamente recomendable.

JOSEFINA

¿Qué vas a ganar haciendo el P8S? Todo es cuestionable y muy relativo, pero ¿qué te ha traído hasta aquí? La falta de energía al final del día, el aumento de peso, el estrés, el insomnio, el estado de tu piel... o quizá el saber que tus hábitos no son saludables y necesitas que alguien te acompañe para mejorarlos. Y para eso está diseñado este programa, para acompañarte a conseguirlo. ¡Adelante, sigue avanzando hacia la mejor versión de ti mismo!

PILAR

ESTAMOS CONTIGO

El grupo de expertos te acompaña en vivo a través del foro privado del P8S online.

www.sienteteradiante.com

¿Quieres formar parte de la comunidad de ¡Siéntete radiante!? Regístrate de forma gratuita en www.sienteteradiante.com y participa de los interesantes boletines sobre temas relacionados con unos buenos hábitos.

SEMANA 4:

Cena tempranito, y si se hace tarde... ¡ligero!

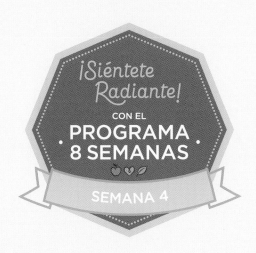

¡Siéntete Radiante!

CON EL
PROGRAMA
8 SEMANAS

SEMANA 4

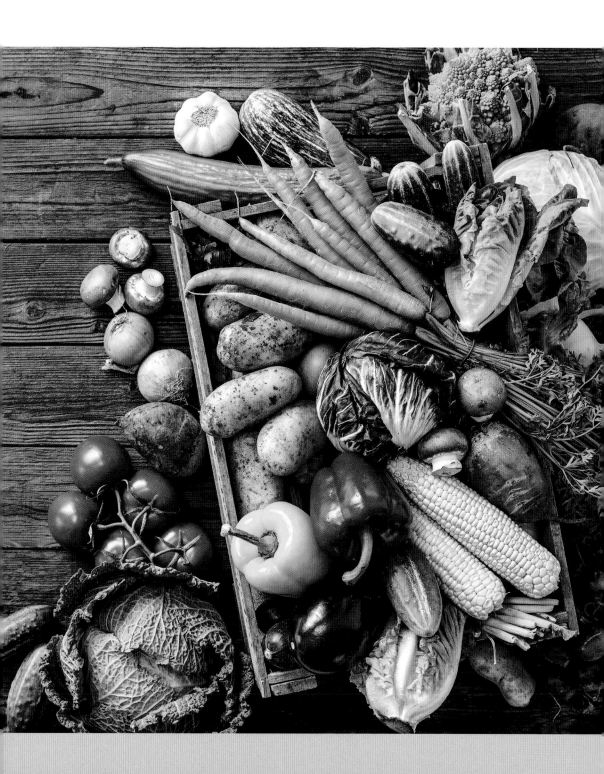

JUEVES:
APRENDE A COMBINAR BIEN LOS ALIMENTOS

COME DE FORMA EQUILIBRADA

No es que tengas que comer mirando una calculadora, pero sí que es bueno que sepas dar a tu cuerpo y a tu mente suficientes vitaminas, minerales, ácidos grasos esenciales, proteínas, grasas, hidratos de carbono, antioxidantes, etc.

Si lo haces de una forma equilibrada y consciente, sin necesidad de exagerar, el cuerpo se va a encargar del resto. Entonces no tendrás que preocuparte mucho por los pequeños desequilibrios: tu cuerpo va a saber cómo solventarlos porque le estás dando los recursos para hacerlo.

Imagínate que estás frente a un bufet libre y puedes escoger entre multitud de alimentos variados. ¿Qué te parece que te sentará mejor?:

— Seleccionar de entre toda la oferta unas verduras, una fuente de proteínas (pescado, o proteína vegetal cocinada de forma poco grasa) y algo de cereal en grano o de pasta.

— Probar un poco de todo, porque tiene muy buena pinta y quieres aprovechar la ocasión.

ELIGE TU MENÚ: POR LA MAÑANA

Si no dispones de mucho tiempo, podrías tomar en el desayuno unos cereales tostados o un muesli de los que se venden ya preparados (sin azúcar ni miel ni endulzantes), hidratado con una bebida vegetal (leche de avena o de arroz, por ejemplo). Puedes acompañarlo con un té o un café de cereales.

Esta podría ser la opción rápida, pero lo ideal sería una crema de cereales, por ejemplo una crema de copos finos de avena o de quínoa o de mijo. Estas cremas se pueden condimentar con semillas tostadas, frutos secos, fresas o frambuesas deshidratadas, etc.

También puedes tomar cereales en el desayuno en forma de pan integral, preferiblemente elaborado con levadura madre. Puedes untar el pan con tomate y añadir aceite y sal, o bien con algún paté vegetal. En todos los casos puedes acompañar el cereal con un té de 3 años, un té mu si necesitas energizarte, un té verde o un té negro, si quieres despejarte.

ELIGE TU MENÚ: A MEDIODÍA

A mediodía, el plato base es el arroz integral, que puedes comer acompañado de legumbres (en una proporción de dos a uno) y verdura, todo ello condimentado con una vinagreta preparada con aceite de primera presión en frío, salsa de soja, vinagre de arroz, limón o cualquiera de las salsas que también te explicamos en el apartado de recetas.

Antes de este superplato puedes tomar una pequeña sopa de verduras con un poco de miso que te aporte minerales y enzimas digestivas.

ELIGE TU MENÚ: POR LA NOCHE

Luego, por la noche, puedes tomar como entrante una sopa o crema de verduras y a continuación proteína en forma de pescado o de tofu, tempeh o seitán.

Con respecto al pescado, su descomposición en el intestino es menos tóxica que la de la carne. No obstante, siempre es conveniente acompañarlo de alguna verdura de color verde, como las espinacas, las acelgas, la judía verde o la lechuga. Si el pescado es graso, también es bueno acompañarlo de un poco de limón exprimido, pues te ayudará a digerir esa grasa.

¿Qué fórmula crees que es más saludable?

— **Desayunar fuerte, comer normal, cenar ligero.**

— **Desayunar ligero, comer normal, cenar fuerte.**

VIERNES:
FORTALECE TUS ABDOMINALES

A estas alturas, ya caminas de 3 a 5 días por semana de forma regular, por lo menos 20 minutos. Tus jornadas laborales se hacen menos pesadas para tu cuerpo, porque estás realizando pequeños ejercicios que te permiten que te canses menos y no te agarrotes delante del ordenador.

Y, ahora, empezaremos a tonificar partes concretas del cuerpo. Esta semana vamos a por ilos abdominales!

ABDOMINALES

Túmbate boca arriba con las rodillas flexionadas y los pies apoyados en el suelo, separados el ancho de las caderas. Al principio del movimiento, es conveniente expulsar el aire, moviendo despacio la cabeza y el tronco hacia las rodillas hasta que las escápulas se aparten del suelo. Te recomiendo que cuando llegues a la parte final de la contracción del ejercicio aprietes durante un segundo en dicha posición para estimular la congestión muscular del abdomen. Después, regresa a la posición inicial al tiempo que coges aire. Es importante no caer en el típico error de poner las manos en la nuca, ya que puedes provocarte lesiones en el cuello al hacer esfuerzo. Lo recomendable es colocar los dedos detrás de las orejas o las manos sobre el pecho. La zona lumbar no debe separarse del suelo, si lo haces es debido a que has subido más de lo que es necesario para aislar los músculos abdominales.

Nivel principiante/abdominales

Eleva los pies del suelo en un ángulo de 90 grados. El principal objetivo es ser capaz de sentir la mayor parte de la tensión directamente en los abdominales inferiores simplemente al elevar las piernas. Cuando levantes el torso del suelo asegúrate de que los pies están lejos del resto del cuerpo. Si las rodillas se acercan demasiado a la cabeza se pierde la tensión del ejercicio y el trabajo sobre los abdominales. Eleva el torso tratando de alcanzar las rodillas con los codos, para luego volver a la posición inicial.

Nivel intermedio/contracción completa

Túmbate boca arriba con las rodillas flexionadas y los pies apoyados en el suelo (separados el ancho de las caderas). Coloca las manos detrás de la cabeza o cruzadas sobre el pecho (nunca detrás de la nuca) y sube la cabeza y el tronco hacia las rodillas, manteniendo la espalda recta en todo momento. Aguanta unos segundos en esta posición. Regresa a la posición inicial al mismo tiempo que coges aire.

Nivel avanzado/abdominales sentados

Túmbate boca arriba con las rodillas flexionadas y los pies apoyados en el suelo (separados el ancho de las caderas). Coloca las manos estiradas a ambos lados del cuerpo. Sube la cabeza y el tronco hacia las rodillas, acompañando con los brazos estirados, manteniendo la espalda recta en todo momento. Aguanta unos segundos en esta posición. Regresa a la posición inicial al mismo tiempo que coges aire.

FLEXIÓN LATERAL DE TRONCO (ABDOMINALES OBLICUOS/LATERALES)

Nivel principiante

Deberás mantener la espalda recta. Puedes utilizar una barra sin peso y colocártela detrás de la nuca, realizando el movimiento durante un tiempo determinado, tiempo durante el cual se mantendrán contraídos los abdominales.

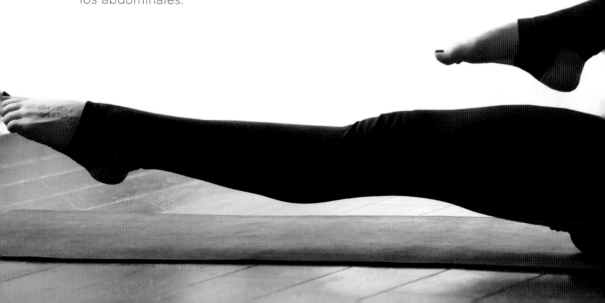

Nivel intermedio

Colócate de pie con la espalda recta, uno de los brazos al lado del cuerpo y el otro flexionado sobre la cabeza. Realizamos una flexión lateral del tronco, dejando que la mano se deslice hacia abajo a lo largo de la parte exterior del muslo; el brazo que tenemos sobre la cabeza nos ayudará a alargar un poco más. Debemos sentir el esfuerzo en la parte lateral del cuerpo.

Nivel avanzado

De pie, empuja el trasero hacia atrás, exhala y gira a la derecha, tocando con el codo la rodilla. Inhala, y regresa al centro, exhala, y gira a la izquierda.

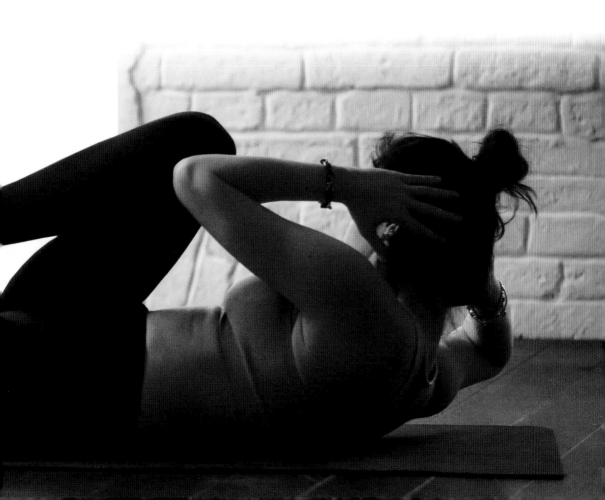

SÁBADO:
TU LISTA DE LA COMPRA

Para esta semana, necesitarás los siguientes ingredientes:

- 1 cebolla cortada fina

- 1 hoja de col cortada bien fina

- 5 cm de alga wakame, remojada y cortada a trocitos

- 1 litro de agua mineral o caldo de verduras o de pescado

- 1 cucharada de aceite de sésamo o de oliva prensados en frío

- 1 cucharada rasa de miso (miso de cebada, miso blanco)

- zumo de limón, zumo de jengibre

- Seleccionar 2 o 3 tipos de verduras distintas:
  - de raíz (cebolla, zanahoria, rabanitos, nabo, chirivía...)
  - redonda (brócoli, col, coliflor...)
  - de hoja verde (espinacas, berros, acelgas...)
  - de tallo (puerro, espárrago...)
  - de fruto (judía verde, calabacín...)

- sal marina

- 200 g de filetes de salmón salvaje rojo

- 1 taza de quínoa

- alga wakame

- 1 huevo

- pan rallado

- 1 cebolla

- salsa de soja (shoyu o tamari)

- perejil fresco

- pimienta

- sal

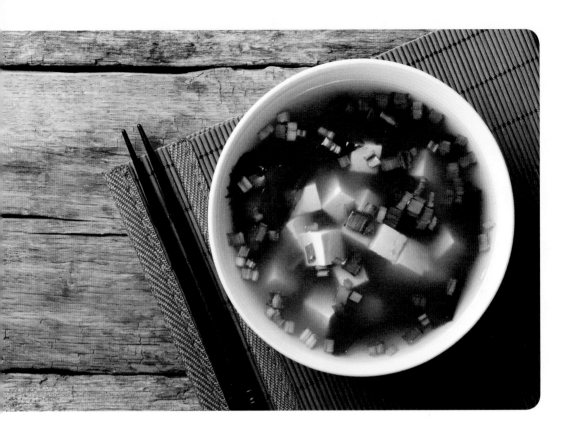

DOMINGO:
LAS RECETAS DE LA SEMANA

SOPA DE MISO

Ingredientes

1 CEBOLLA CORTADA FINA

1 HOJA DE COL CORTADA BIEN FINA

5 CM DE ALGA WAKAME, REMOJADA Y CORTADA A TROCITOS

1 LITRO DE AGUA MINERAL O CALDO DE VERDURAS O DE PESCADO

1 CUCHARADA DE ACEITE DE SÉSAMO O DE OLIVA PRENSADOS EN FRÍO

1 CUCHARADA RASA DE MISO (MISO DE CEBADA, MISO BLANCO)

ZUMO DE LIMÓN, ZUMO DE JENGIBRE

Se prepara así

Calentar una olla con un poquito de aceite, añadir la cebolla y saltearla durante 5 minutos con una pizca de sal. Añadir la col, la zanahoria y el alga, cubrir con el agua mineral y hervir medio tapado durante 15 minutos a fuego suave. Poner el miso en un bol y diluirlo con un poco del mismo caldo. Añadirlo a la sopa y dejar cocer con el fuego al mínimo, sin que hierva, durante 3 minutos. En verano, se puede servir fresca con unas gotas de zumo de limón; en invierno, se puede condimentar con unas gotas de jengibre.

Variantes: puedes consultar la receta de la sopa de miso tradicional japonesa, más rica en ingredientes y algo más elaborada y muy sabrosa (en el recetario del P8S online)

ES INTERESANTE QUE SEPAS

....

Esta receta tonifica la energía, mineraliza y alcaliniza la sangre, activando la circulación y eliminando el cansancio. Al miso se le atribuyen importantes propiedades antirradiactivas y elimina metales pesados. Además, potencia la digestión.

ENSALADA DE VERDURAS

Ingredientes

SELECCIONAR 2 O 3 TIPOS DE VERDURAS DISTINTAS:
— de raíz (cebolla, zanahoria, rabanitos, nabo, chirivía...)
— redonda (brócoli, col, coliflor...)
— de hoja verde (espinacas, berros, acelgas...)
— de tallo (puerro, espárrago...)
— de fruto (judía verde, calabacín...)

SAL MARINA

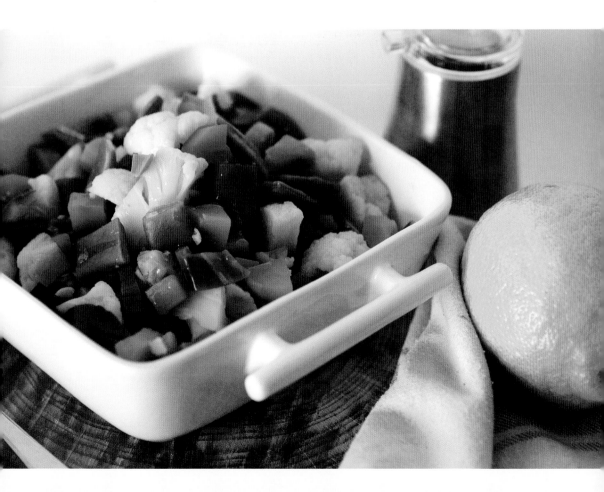

Se prepara así

Poner una cacerola al fuego llena hasta la mitad de agua mineral, con un pellizco de sal marina. Llevar a ebullición y retirar la tapa. Ir agregando las verduras, según su dureza, y hervirlas por separado entre 2 y 7 minutos:

- brócoli y coliflor: 7 minutos
- zanahoria: 4 minutos
- judía tierna: 4 minutos
- col: 4 minutos
- acelga: 2 minutos

- espinacas: 1 minuto
- rabanitos: 1 minuto
- berros: solo lavar
- cebolla: 4 minutos

Lo importante es que la verdura no quede blanda, sino crujiente.

Aliñar con la vinagreta: mezclar el aceite de oliva con sal y unas gotas de limón.

112

ES INTERESANTE QUE SEPAS

....

Esta receta es ideal para aportar riqueza en vitaminas y frescura y ligereza al cuerpo. Favorece el flujo de la energía en el hígado. Sustituye a las ensaladas y a la fruta cuando sientas que los crudos enlentecen tu digestión. En verano, se puede servir fría y mezclada con lechuga u otras hojas verdes crudas, dando como resultado una ensalada refrescante, que sienta bien, relaja y nutre de vitaminas el cuerpo.

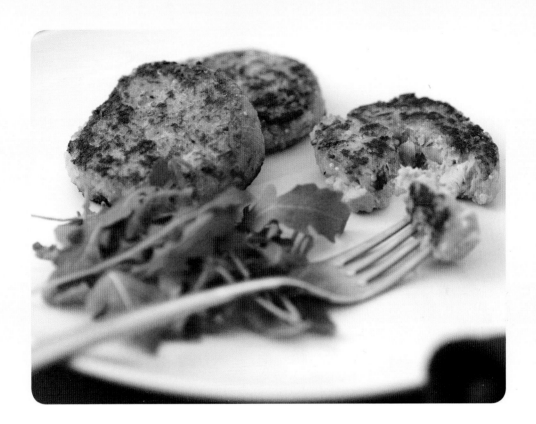

HAMBURGUESA DE SALMÓN Y QUÍNOA

Ingredientes
(Para 2 personas)

200 G DE FILETES DE SALMÓN SALVAJE ROJO
1 TAZA DE QUÍNOA
ALGA WAKAME
1 HUEVO
PAN RALLADO
1 CEBOLLA
SALSA DE SOJA (SHOYU O TAMARI)
ZUMO DE MEDIO LIMÓN
PEREJIL FRESCO
PIMIENTA
SAL

Se prepara así

Por un lado, cocina apenas el salmón (a la plancha o al horno) y resérvalo en un bol desmenuzado.

Por otro, cuece una parte de quínoa por dos partes de agua durante 30 minutos junto a un trozo de alga wakame. Puedes aprovechar la quínoa que tengas cocida en la nevera.

Mezcla en un bol el salmón con la quínoa y agrega el huevo batido, la cebolla picada, unas gotas de shoyu y de zumo de limón, perejil, pimienta y sal. Ve añadiendo un poquito de pan rallado hasta conseguir una masa consistente en la que debe predominar el pescado y la quínoa.

Por último, dale forma de hamburguesa y fríela en una sartén con una pincelada de aceite de modo que quede doradita por ambos lados.

Si la masa no te queda suficientemente consistente como para darle forma de hamburguesa, deja que enfríe 1 hora en la nevera. Podemos sustituir el huevo por harina de garbanzos: apta para celíacos, intolerantes a la lactosa y al huevo. En vez de batir el huevo con el pan rallado, haremos una mezcla con 4 cucharadas soperas de harina de garbanzos y la mezclaremos bien con 1 taza/250 ml de agua, de modo que consigamos una textura parecida a la del huevo batido.

Si no deseas consumir proteína de origen animal, puedes sustituir el salmón por tofu ahumado. ¡Es una variante deliciosa!

ES INTERESANTE QUE SEPAS

Es muy proteica, pero a la vez ligera, puesto que está libre de grasas saturadas.

LUNES:
HAZTE CONSCIENTE DE TU CHÁCHARA MENTAL

Puede que a estas alturas, cuando has intentado practicar por tu cuenta, te hayas frustrado porque cuando te sientas y tratas de aquietarte, descubres que tu mente está agitada y tus pensamientos, muy dispersos. Te das cuenta de que la cháchara mental está a todo volumen.

¡Tranquila! Esto no quiere decir que la meditación no vaya bien, sino algo importante: ¡¡por fin te das cuenta de que la corriente caótica de pensamientos existe!!

Pero la meditación no debe ser una nueva lucha o una nueva batalla interior. En primer lugar, intenta desprenderte de todos los juicios, expectativas o preocupaciones que se te aparezcan mientras realizas la práctica de la meditación.

Trata de relajarte y liberarte de cualquier tensión o lucha. Permite que todas las energías dispersas de tu mente se asienten, como los posos del agua turbia cuando esta está agitada en un vaso. ¿Qué sucede cuando dejas el vaso sobre la mesa? Los posos se arremolinan por un tiempo, pero finalmente se posan en el fondo. La claridad del agua, que siempre estuvo ahí, empieza a manifestarse de forma natural.

Esta semana, vamos a practicar con esta técnica durante 10-15 minutos cada día. Y repítete esto tan a menudo como puedas:

No hay nada más que hacer, ningún sitio en el que estar. Salvo estar durante este momento en este lugar.

Empieza por sentarte cómoda, con la espalda recta; cierra los ojos.

Siente cómo tu cuerpo empieza a relajarse y, tal y como hemos hecho estos días, centra la atención en la respiración.

Establece la motivación de tu práctica.

Voy a meditar por mi bien y también, ¿por qué no?, por el bien de otras personas. Esto le dará a tu práctica una dimensión que va más allá de tu propio beneficio personal.

Ahora concéntrate en la respiración, inhalando y espirando con naturalidad.

Presta atención a toda la inhalación y a toda la espiración/exhalación.

Inhala.

Exhala.

A medida que respiras, siente esos pensamientos como si fuesen nubes en el cielo azul. Cada vez que una de ellas aparece, no la sigas, deja que se marche lentamente. No la juzgues ni te fijes en ella, solo deja que pase. Ve notando cómo las distracciones se convierten en nubes que se alejan, y si pierdes la concentración, vuelve a respirar profundamente, inhalando y exhalando, haciéndolo una y otra vez.

Inhala, exhala.

Los pensamientos, sentimientos, sensaciones y distracciones simplemente aparecen y se nos llevan en su carrera, y entonces es cuando nos volvemos capaces de reconocerlos para dejarlos pasar sin que nos arrastren.

Y si lo hacen, cada vez que te enganchen date cuenta de que has sido atrapada, y vuelve a la respiración preguntándote: ¿dónde está mi mente ahora mismo?, y con cuidado y paciencia vuelve a traerla de vuelta.

Inhala.

Exhala.

Poco a poco, si sigues practicando, verás que vivir con una mayor conciencia de tu presencia mental se va convirtiendo en un hábito.

Porque ¿cuántas veces comes sin saborear la comida?, o ¿cuántas veces conversas con alguien mientras piensas en otra cosa?

El uso de la atención plena para desarrollar el hábito de volver al presente mejora significativamente la calidad de vida.

Inhala.

Exhala.

Siente tu respiración, siente tu presencia aquí, ahora, siente tu cuerpo.

Inhala.

Exhala.

Continúa así durante 10 minutos.

Y nos acercamos al final de la práctica, manteniendo los ojos cerrados.

Dedica tu práctica.

Piensa en que los beneficios de tu sesión sean buenos para ti, para tus seres más queridos y para todos los que te cruces en tu camino diario.

Mueve los dedos de las manos, de los pies, abre los ojos y siente cómo están tu cuerpo y tu mente ahora. ¿Te sientes tranquila, calmada, atenta? A medida que vayas practicando lentamente este proceso irás sintiéndote cada vez más a gusto contigo misma, más centrada, más despierta, para salir al mundo a desempeñar todas tus tareas con una actitud abierta y consciente.

Nuestra práctica de meditación diaria es muy importante, pero ten presente que estos minutos solo representan una pequeña parte de todo tu día. Cuando te levantas del asiento de meditación, intenta trasladar la serenidad y la actitud abierta y despierta a todo el resto de tu vida.

MARTES:
GUÍA DE LAS VERDURAS VERDES

Las hojas verdes de las plantas tienen la capacidad de transformar la energía de la luz solar en energía vital. Son ricas en proteínas, carbohidratos y otras moléculas muy interesantes.

Recuerda que ¡apenas tienen calorías!

Sabemos que son básicas para mantener una dieta equilibrada. El problema es que si no estamos acostumbrados desde pequeños a comerlas... ¡a veces se nos hace una montaña!

Existen muchas variedades de verduras de hojas verdes comestibles. Se pueden comer: en ensalada, al vapor, en crema, en el desayuno acompañando a los cereales... Suelen crecer durante una estación determinada y, por supuesto, pídelas con sello ecológico para evitar pesticidas y otras sustancias nocivas.

¿DE QUÉ MANERA ME BENEFICIAN LAS VERDURAS VERDES?

Las hojas o verduras de color verde oscuro son las que más propiedades van a ofrecernos, porque son ricas en clorofila (un betacaroteno precursor de la vitamina A), vitamina C, calcio, hierro, magnesio y ácido fólico.

En el color verde de la clorofila encontramos la luteína y la zeaxantina que protegen la vista de enfermedades como las cataratas o la degeneración macular.

Además, el ácido fólico va a estimular a nuestros glóbulos rojos y blancos protegiéndolos de ciertos tipos de anemia y potenciando nuestro sistema inmunológico.

¿Todavía hay alguna excusa para no comer verduras verdes?

¿CÓMO VAMOS A CONSERVARLAS?

Si las compramos frescas podemos almacenarlas en la nevera de 3 a 5 días humedecidas dentro de una bolsa de papel o plástico perforada. Algunas son muy delicadas y tendremos que consumirlas el mismo día que las compremos.

REPASA EL POST «IMPRESCINDIBLES EN TU CONGELADOR» SI TE PLANTEAS CONGELARLAS.
(Disponible en el P8S online.)

TRUCO *Puedes comprar la verdura con raíz y ponerla en un vaso con agua. De esa forma, la mantendrás fresca más de una semana.*

VERDURAS VERDES QUE NO PUEDEN FALTAR EN NUESTRA DESPENSA

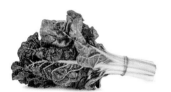

ACELGAS

Son ricas en vitaminas A y C, potasio, calcio, magnesio, hierro y yodo. Vamos a limitar su uso si tenemos problemas de riñones porque contienen muchos oxalatos.

APIO

Es muy diurético y muy digestivo. Contiene vitaminas A, C, D y B. Es rico en sodio, potasio, calcio, magnesio, hierro... Si tenemos retención de líquidos podemos hacernos un caldo de apio sin sal.

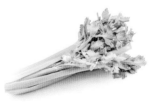

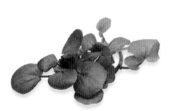

BERROS

Tienen un alto contenido en vitamina C y se habían utilizado en Alemania como medicina contra el escorbuto. Contienen vitaminas A, B, E y K. Son ricos en yodo, hierro, calcio y magnesio. ¿Sabías que contienen quercetina? Se utiliza como antiinflamatorio y antihistamínico (¡para las alergias!).

CANÓNIGOS

Su elevado contenido en ácido fólico los hace apropiados para tratar la fatiga mental y el estrés. Muy adecuado su consumo durante el embarazo.

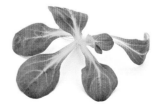

Hay muchas variedades de COL... así que:

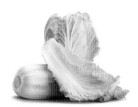

COL CHINA

En la actualidad está muy presente en nuestros mercados y ya no solo la encontramos en restaurantes chinos.
Es muy rica en vitamina C, B, betacarotenos, hierro,
calcio y ácido fólico.

COL RIZADA (KALE)

Es rica en vitamina A, por tanto, es muy interesante
para cuidar las mucosas y la vista. Es rica en ácido
fólico, y su consumo durante el embarazo es ideal.
Su contenido en vitamina C ayuda a combatir los
resfriados. La vitamina K contribuirá a una óptima
coagulación de la sangre.

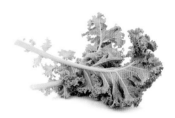

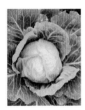

COL PAPERINA

Es la que encontramos en la zona del Alt Empordà para elaborar
un típico plato catalán: el *trinxat*. Su hoja es lisa y su sabor, más
delicado y dulce que el del resto de las coles.

COLES DE BRUSELAS

Son típicas de Francia y Bélgica. Aportan vitamina A, potasio, calcio, fósforo, sodio y magnesio. Su sabor es intenso.

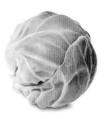

— ¡OJO! —

Las personas con problemas de tiroides
(hipotiroidismo) han de limitar el consumo de col.

Es un poco indigesta y puede provocar flatulencias.
Le puedes añadir comino o jengibre para evitarlo.

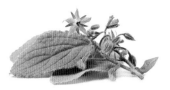

BORRAJA

Esta verdura ha pasado de consumirse a diario en los pueblos a ser una verdura de restaurante de lujo. Su sabor es fino y delicado. Es rica en ácido fólico, hierro y aminoácidos. El aceite de borraja es una fuente importante de omega 3 y 6, y se utiliza para aportar belleza a la piel y para tratar los desagradables síntomas del síndrome premenstrual.

BRÓCOLI

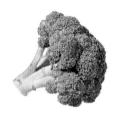

Contiene gran cantidad de vitaminas A y D y ácido fólico. Si lo cocinas al dente mantendrá todas sus propiedades.

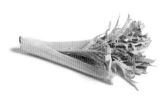

CARDO

Es rico en vitaminas A y C, potasio y hierro. Su alto contenido en oxalatos puede interferir en la absorción del calcio. Tampoco es una verdura apropiada para enfermos renales.

LECHUGA

Es rica en vitaminas A, B, C y K. Es fuente de ácido fólico, hierro, calcio, magnesio, sodio, potasio... Y muy importante su aporte en fibra. Existen numerosas variedades: iceberg, romana, hoja de roble, cogollos...

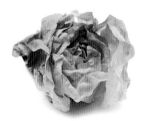

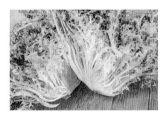

ESCAROLA

Es amarga, así que no agrada a todo el mundo. Su variedad rizada se consume en Cataluña y Valencia con la deliciosa salsa *xató*. Es rica en vitaminas A, B y C.

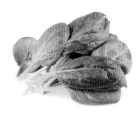

ESPINACAS

Son ricas en vitaminas A y C. Su alto contenido en hierro las hace recomendables en caso de anemia. Contienen oxalatos, por tanto pueden interferir con la absorción del calcio y deben dosificarse si hay problemas de riñones.

RÚCULA

Es rica en vitaminas A y C, ácido fólico, calcio, manganeso y magnesio. Es un potente detoxificante del organismo.

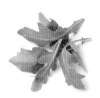

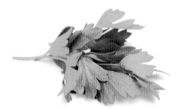

PEREJIL

Es rico en vitaminas A y C. Contiene hierro, calcio, fósforo y manganeso. Se utiliza como hierba aromática o para adornar nuestros platos. Tiene valor medicinal porque mejora el tránsito intestinal y las afecciones hepáticas, entre muchas otras indicaciones.

— ¡O J O ! —

Las hojas de perejil o sus semillas pueden provocar contracciones uterinas. Por tanto, está contraindicado durante el embarazo porque es abortivo.

OTRAS

Diente de león (excelente depurador hepático), grelos, hojas de mostaza, hojas de nabo, hojas de rabanitos, hojas de remolacha, hojas de zanahoria.

SI TODAVÍA NO ESTÁS MUY ACOSTUMBRADA A LAS VERDURAS VERDES, ¿CÓMO COMERLAS?

Agrégalas a las recetas que consumes habitualmente. Verás que poco a poco vas enriqueciendo tus platos y tu paladar agradecerá su presencia en unas semanas. Así que las puedes poner en:

- Sopa: brócoli, col, perejil, acelgas, apio
- Pizza: rúcula, espinacas, berros
- Tortilla: espinacas, col paperina
- Haz ensaladas divertidas: añádele una variedad de hojas tiernas a una ensalada clásica y verás que gana en sabor (hojas de nabo, hojas de rabanitos, hojas de remolacha, hojas de zanahoria...)
- Cremas: la crema de apio o de acelgas ¡te gustará!
- Hamburguesas: enriquece tu hamburguesa de tofu con espinacas o brócoli. Acompáñala de una ensalada fresca

123

TRUCO *Si a la verdura hervida le añades aceite de sésamo o de oliva de primera presión en frío y un toque de salsa de soja, ¡verás qué sabor tan rico consigues!*

MIÉRCOLES:
EL DESAPEGO

CÉNTRATE EN TU SER

Para ser felices tenemos que reorientar la mirada hacia nosotras mismas, olvidarnos cada vez más del tener y enfocarnos en el ser. Tener no es malo, puede ser fantástico, pero siempre que lo vivamos con agradecimiento y cierto desapego. ¿Qué quiere decir «desapego»? Pues que si lo tengo lo disfruto, pero si lo pierdo no pasa nada.

Si además de disfrutar con agradecimiento y desapego de nuestros recursos los compartimos, es decir, incorporamos la generosidad a todos nuestros actos, eso que tenemos se convierte en una fuente de felicidad.

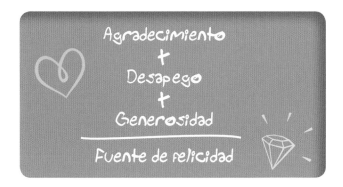

— MENSAJE —

La felicidad que depende de lo que está fuera de nosotras es precaria, porque todo cambia constantemente. Si nos acomodamos y depositamos nuestra felicidad en nuestra pareja, en nuestra familia, en nuestra casa, en nuestro trabajo, al final nos sentiremos desoladas, pues la pareja, la casa o el trabajo desaparecerán en algún momento o dejarán de ser como son ahora.

El ser querido puede irse o puede morir, la empresa para la que trabajamos puede cerrar, la casa maravillosa con la que tanto hemos soñado se puede incendiar o podemos perderla por un vaivén económico. El verdadero refugio está en uno mismo.

Me está ayudando a sentirme mejor conmigo misma. Estoy experimentando una energía interior que me ayuda mucho en mi día a día. Estoy encantada con la práctica de la meditación. ¡¡Me siento afortunada por haberos encontrado!! ¡¡¡Enhorabuena!!! ¡¡¡Muchas gracias!!!

NURIA

Lo sé, hacer cambios es difícil. Pero es más fácil si una ha pensado bien los pros y los contras y tiene las ideas claras. Puede que de repente te embargue la inseguridad y pienses: «¿Qué hago yo con el P8S?». O puede que tu entorno, tu familia o tus amigos te pregunten: «¿Por qué te molestas en cambiar tu manera de comer, si ya haces las cosas bastante bien?». Dedicar tiempo a mejorar tu alimentación, incorporar actividad física y aprender a reservar unos minutos para la meditación exige un gran esfuerzo. Muchas veces es difícil obtener el reconocimiento de los demás, y te puede sentar mal si además te critican. ¿Te hallas en el punto de tener que defender tu elección? Si estás tratando que P8S sea una meta o un objetivo y te encuentras con un obstáculo, ¡no te des por vencida! Siempre que tienes una meta y descubres un nuevo territorio, surgen miedos y dudas. No se trata de vencer esos miedos, sino de tomar decisiones positivas que a medio plazo van a aumentar tu confianza y autoestima. ¿Crees que el P8S es una herramienta útil para ti? ¿Le aconsejarías a una amiga que lo hiciera? Entonces no tienes nada que perder... ¡Adelante!

PILAR

SEMANA 5:

¿Qué comer entre horas?
Tus *snacks* saludables y ricos

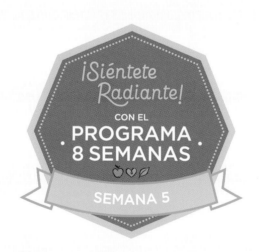

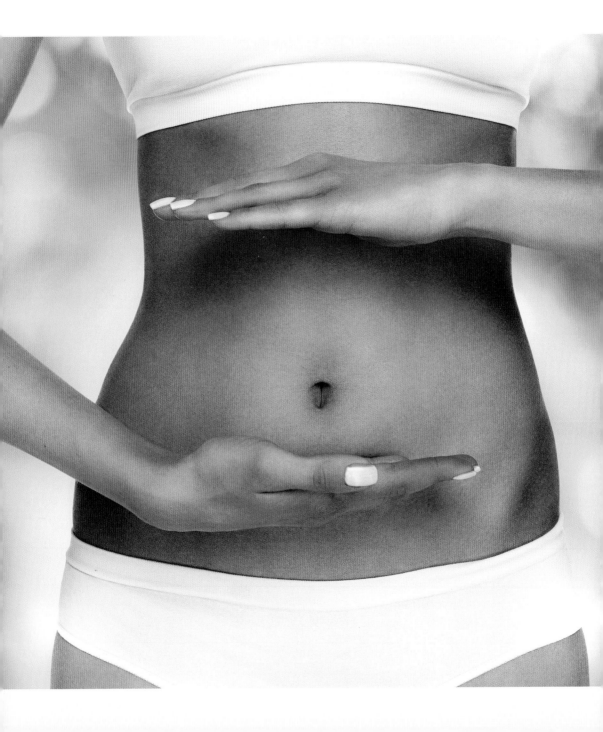

JUEVES:
LA IMPORTANCIA DE UNA BUENA
DIGESTIÓN QUE TE PERMITA TENER ENERGÍA

Una buena digestión nos va a permitir que nuestro organismo aproveche todos los nutrientes de los alimentos. Como veremos, la digestión es un proceso importantísimo para nuestra salud: la manera en que se digieren los alimentos, la eliminación de los residuos, la secreción de enzimas y el ácido clorhídrico del estómago en la cantidad y momento necesarios... son elementos clave.

¿Qué pasa cuando tenemos estreñimiento? ¿Qué pasa si tengo intolerancia a un alimento?, o soy de las que come muy deprisa...

Vamos a aclarar estas dudas y ¡muchas más!

¿POR QUÉ ES TAN IMPORTANTE LA DIGESTIÓN?

La digestión es un proceso vital para que podamos digerir los alimentos, absorber nutrientes y no dejar residuos que acaban resultando tóxicos para el cuerpo. La pared del estómago y la del intestino han de estar bien sanas. Si no se cumple este requisito, no digerimos los alimentos y pasarán al intestino grueso donde nuestra flora bacteriana generará fermentación... Es decir, ¡gases o flatulencias!

Por lo tanto, es importantísimo poner remedio a «una mala digestión» o dispepsia.

¿CÓMO SÉ SI TENGO UNA MALA DIGESTIÓN?

Ahí va una lista de síntomas... ¿Te identificas?

- gases
- acidez
- abdomen «hinchado»
- pesadez o dolor en la boca del estómago (a nivel del esternón)
- náuseas o vómitos

¿CÓMO HE DE COMER? ¿QUÉ PRODUCE UNA MALA DIGESTIÓN?

Factores externos como comer deprisa, con ansiedad, hablando acaloradamente, en una situación de estrés... son causa segura de una mala digestión. ¡Vamos a ser conscientes de cómo comemos!

Muchas veces, por razones sociales, como cuando quedamos con un grupo de amigas o tenemos una comida de empresa o un cumpleaños, hacemos un cambio de alimentación muy brusco que nos conlleva una pesadez o acidez.

Vamos a considerar también factores internos como:

- **una flora intestinal en malas condiciones hará que se produzca más fermentación**
- **el estreñimiento**
- **las intolerancias a ciertos alimentos (lactosa, fructosa, gluten...)**
- **enfermedades del intestino**

Intolerancia a alimentos

130

Puede ser la causa de tener una mala digestión crónica. Muchas personas no toleran la leche de vaca, porque al hacernos adultos disminuye nuestra producción de lactasa, enzima necesaria para digerir la lactosa de la leche.

Siempre vamos a buscar el consejo de un profesional. Si notas algún efecto secundario relacionado con algún alimento consulta a tu médico.

¿QUÉ PODEMOS HACER PARA TENER UNA BUENA DIGESTIÓN?

Para empezar, debemos comer pausadamente: masticar a conciencia y comer sentadas en un ambiente tranquilo.

Además, debemos reducir los problemas emocionales, pues el estrés, la depresión o el nerviosismo se van a reflejar directamente en nuestro estómago e intestinos.

Pero además:

- **Llevar una alimentación adecuada: tomaremos un caldo para calentar nuestro aparato digestivo. Luego, combinaremos hidratos de carbono (cereales) con proteína (legumbres, seitán, tempeh o pescado) y verduras.**

- Cocinar: el punto de cocción de los alimentos es fundamental. Evitaremos los alimentos crudos. ¡Sí, deja de comer ensaladas a diario! Al menos dale a tus verduras un toque de calor en la plancha o un wok. Las legumbres, los cereales, el seitán, el tofu... requieren tiempos largos de cocción, de 40 minutos a 1 hora aproximadamente.

- Beber: durante la comida lo adecuado es separar la bebida de la comida. Tendríamos que beber un buen vaso de agua antes de comer, y, después de comer, esperar de 30 minutos a 1 hora para volver a ingerir líquidos. Por eso, es ideal empezar la comida con un caldo vegetal o sopa de miso y, en lugar de un postre, tomar una infusión digestiva.

- Seleccionar los alimentos: los lácteos, las frutas, los alimentos crudos no deben abundar... Reduce estos alimentos y verás como desaparece el problema de las flatulencias y el abdomen hinchado.

- No abusar de los fármacos: el abuso de ciertos medicamentos como la aspirina o los antiinflamatorios produce indigestión e incluso úlcera gástrica. Si te has de medicar, toma los fármacos siempre con el estómago lleno.

- Eliminar tóxicos: el tabaco, el alcohol... son sustancias tóxicas para nuestro aparato digestivo.

131

¿QUÉ HACEMOS PARA CUIDAR NUESTRA FLORA INTESTINAL?

La flora intestinal está compuesta por bacterias diversas que viven en nuestro tracto gastrointestinal. ¡Son inocuas y «amigas» de nuestra salud! Ciertas situaciones como la diarrea o tomar antibióticos pueden provocar una alteración de nuestra flora intestinal y empezaremos a tener problemas de digestión.

Para evitarlo, podemos consultar al médico para que nos recomiende un probiótico o tomar alimentos que nutran la flora intestinal. Por ejemplo:

- chucrut
- pepinillos
- sopa de miso
- té kombucha
- tempeh
- kéfir de agua
- cacao

Para evitar los gases podemos utilizar las siguientes plantas: hinojo, anís o comino. Podemos añadirlas al plato o beber una infusión después de cada comida.

VIERNES:
SENTADILLAS

SENTADILLAS

Las sentadillas son un ejercicio estupendo. ¡Ya verás los beneficios en tus piernas y glúteos! Te va a encantar cuando compruebes que se fortalecen y tonifican. ¡A por ello!

Nivel principiante/sentadillas estáticas

Siempre mirando al frente y sin curvar la espalda, deberás hacer descender los glúteos flexionando la rodilla y la cadera, y cuidando que la rodilla no pase de la punta del pie ni sobrepase los 90 grados de flexión. En esta posición, deberás bajar hasta que los muslos queden paralelos al suelo (como si nos quisiéramos sentar en una silla) y, desde allí, deberás elevarte lentamente mientras exhalas el aire, e inhalar al comenzar el descenso del cuerpo.

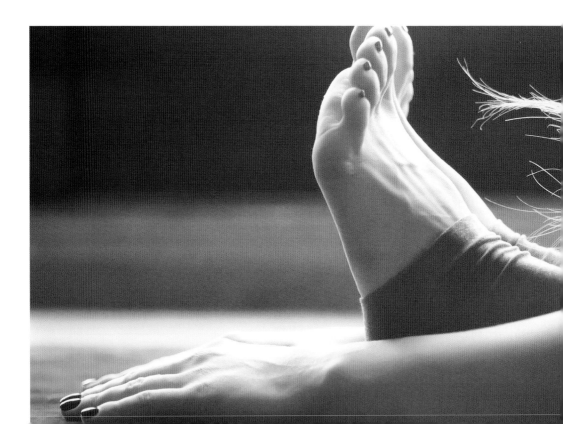

Nivel intermedio/sentadillas

Colócate de pie, con las piernas separadas más allá del ancho de los hombros y las puntas de los pies mirando hacia fuera. Desciende al tiempo que intentas mantener el abdomen apretado. Sin inclinar el torso ni curvar la espalda, baja el cuerpo mediante la flexión de las piernas, desciende hasta que las rodillas queden paralelas y vuelve a la posición inicial.

Sentadillas con elevaciones de talones

Este ejercicio se realiza igual que el anterior, pero cuando llegues a la posición inicial, eleva los talones. Baja los talones y vuelve a apoyar los pies en el suelo, para enseguida colocarte ya en la posición de piernas de sumo.

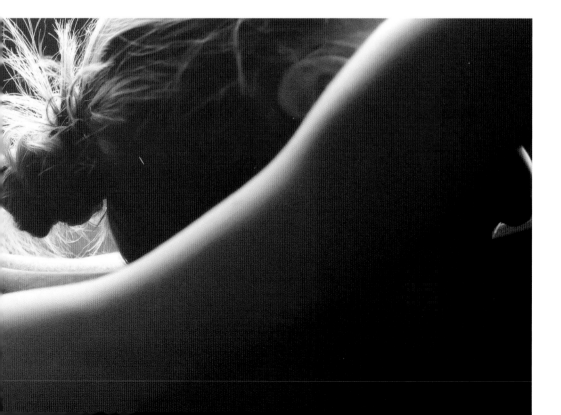

Nivel avanzado

Añadir un salto vertical lo más alto posible, iniciado después de hacer la sentadilla.

Recomendaciones

A continuación, te ofrecemos algunas recomendaciones para que realices el ejercicio sin dañarte:

134

- Curvar la espalda es un error frecuente que puede acabar lesionando esta zona del cuerpo restándole eficacia al ejercicio, pues no trabajamos como deberíamos los músculos de la pierna al descender el torso.

- Las rodillas se hiperflexionan con facilidad al ejecutar este movimiento; sin embargo, esto puede lesionar la articulación, por eso debes cuidar que la rodilla no pase la línea vertical de la punta del pie. Para lograrlo, nada mejor que bajar el cuerpo de forma controlada, concentrándote en flexionar caderas y rodillas para hacer descender el torso, sin mover el tronco.

- Juntar las rodillas en el centro o flexionarlas hacia fuera también es un error frecuente que no permite ejecutar con seguridad y eficacia el ejercicio; por eso, las rodillas deben flexionarse en línea recta, controlando que no tiendan hacia el centro o a separarse demasiado mientras bajamos los glúteos.

SÁBADO:
TU LISTA DE LA COMPRA

Recuerda disponer de los siguientes ingredientes:

- 2 medidas de harina de trigo sarraceno
- 1 medida de agua
- 1 medida de leche de avena o arroz
- una pizca de sal
- 1 huevo ecológico (opcional)
- aceite de primera presión en frío
- relleno dulce o salado: tomate, aguacate, espinacas, salmón ahumado, mermeladas...
- pan de harina ecológica y levadura madre
- algún alimento proteico de origen vegetal: tofu, tempeh, seitán, derivados como hamburguesas, salchichas, paté vegetal (hummus, olivada...) o producto de mar
- verduras cocinadas
- legumbres cocinadas
- tofu ahumado o natural (previamente cocinado)
- restos de estofados
- para condimentar:
  - aceite de primera presión en frío de oliva, sésamo, cáñamo o lino (se puede sustituir por crema de sésamo o de almendras)
  - alguna hierba aromática de nuestra elección: orégano, salvia, albahaca...
  - si hay que sazonar, podemos añadir unas gotas de salsa de soja, unas aceitunas, o una pizca de pasta de umeboshi
  - si queremos darle un toque picante y digestivo, añadimos unas gotas de zumo de jengibre o de ajo
  - si queremos darle un toque ácido, unas gotas de limón o de vinagre de arroz

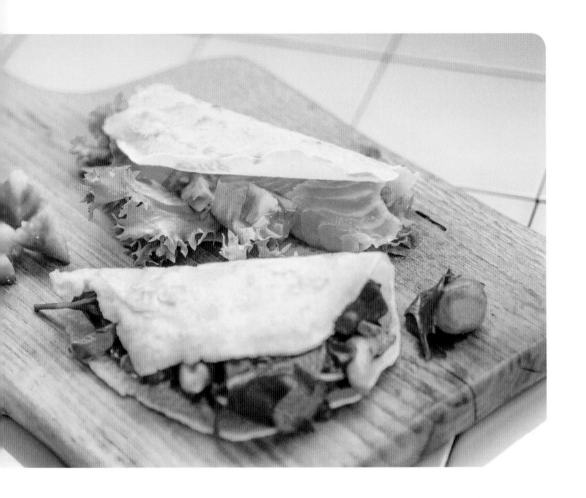

DOMINGO:

LAS RECETAS DE LA SEMANA

CREPES DE TRIGO SARRACENO

Ingredientes

2 MEDIDAS DE HARINA DE TRIGO
    SARRACENO
1 MEDIDA DE AGUA
1 MEDIDA DE LECHE DE AVENA O
    ARROZ

UNA PIZCA DE SAL
1 HUEVO ECOLÓGICO (OPCIONAL)
ACEITE DE PRIMERA PRESIÓN EN
    FRÍO
RELLENO DULCE O SALADO

Se prepara así

Para elaborar la masa, utiliza 2 medidas de harina de trigo sarraceno y mézclala con 1 medida de agua, 1 medida de leche de avena o arroz y una pizca de sal hasta conseguir una pasta ligera. Si lo prefieres, también puedes añadir un huevo ecológico. Para conseguir una masa bien fina, puedes ayudarte con una batidora. Calienta una sartén y extiende unas gotitas de aceite de oliva. Vierte un cucharón de la mezcla de modo que quede esparcida lo más fina posible. Deja cocer hasta que pueda despegarse, gírala y deja que se dore por el otro lado.

Para el relleno salado puedes ser lo creativa que quieras, nosotros te proponemos varias opciones:

- bonito en aceite de oliva con daditos de tomate y aguacate
- salmón ahumado con daditos de aguacate y pepino
- tartar de salmón salvaje
- revoltillo de tofu sedoso
- revoltillo de cebolla, zanahoria y calabacín pochados
- revoltillo de gambas y espinacas
- espinacas con pasas y piñones
- estilo *wrap* vegetal con lechuga, rodajas de tomate fresco y aguacate
- salchichas o frankfurts vegetales
- patés vegetales
- patés de tofu
- hummus
- guacamole

Estas crepes pueden tomarse también en versión dulce, combinándolas con mermeladas de frutas rojas, con melaza de arroz y frutos secos o con plátano, por ejemplo.

Son muy nutritivas y la masa resulta energética por las propiedades del trigo sarraceno, a la vez que ligera.

137

SÁNDWICHES SALUDABLES

Ingredientes

PAN DE HARINA ECOLÓGICA
Y LEVADURA MADRE
ALGÚN ALIMENTO PROTEICO
DE ORIGEN VEGETAL:
TOFU, TEMPEH, SEITÁN,

DERIVADOS COMO
HAMBURGUESAS, SALCHICHAS,
PATÉ VEGETAL (HUMMUS,
OLIVADA..) O PRODUCTO
DE MAR

Se prepara así

Un bocadillo o sándwich preparado con un buen pan ya tiene mucho ganado. A continuación, hemos de recordar esto para el relleno:

- Algún ingrediente que hidrate el conjunto: tomate (en rodajas o rallado, lechuga, germinados...).
- Algún ingrediente que aporte valor proteico.
- Condimentos al gusto: buen aceite, sal, hierbas aromáticas (orégano, albahaca...).

138

ES INTERESANTE QUE SEPAS

¿Pensabas que no era saludable comer bocadillos? Pueden ser un gran recurso siempre que escojas un buen pan y lo rellenes de forma equilibrada.

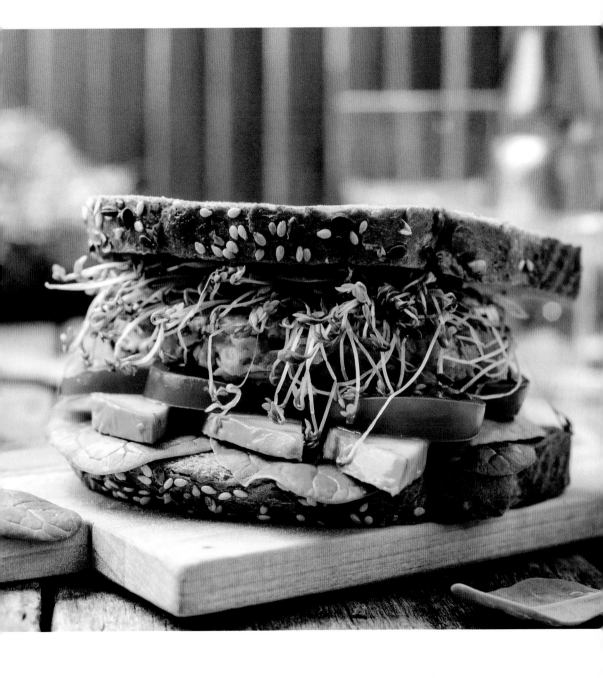

PATÉS CASEROS

Ingredientes

VERDURAS COCINADAS
LEGUMBRES COCINADAS
TOFU AHUMADO O NATURAL
    (PREVIAMENTE COCINADO)
RESTOS DE ESTOFADOS
PARA CONDIMENTAR:
— aceite de primera presión en frío
    de oliva, sésamo, cáñamo o lino
    (se puede sustituir por crema de
    sésamo o de almendras)
— alguna hierba aromática de
    nuestra elección: orégano, salvia,
    albahaca...

— si hay que sazonar, podemos
    añadir unas gotas de salsa de
    soja, unas aceitunas, o una pizca
    de pasta de umeboshi
— si queremos darle un toque
    picante y digestivo, añadimos
    unas gotas de zumo de jengibre
    o de ajo
— si queremos darle un toque
    ácido, unas gotas de limón
    o de vinagre de arroz

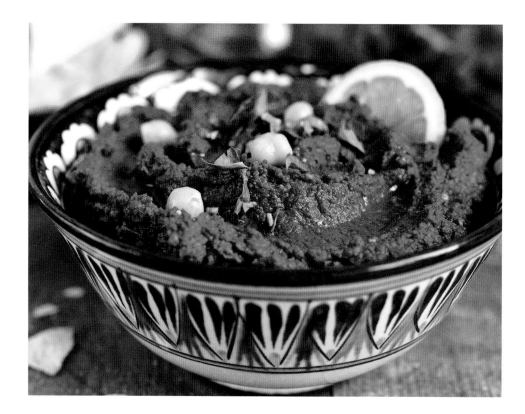

Se prepara así

Triturar con la batidora una combinación de las verduras con el tofu, el tempeh o las legumbres. Batir hasta conseguir la consistencia deseada. Si se necesita diluir, añadir un poquito de agua.

ES INTERESANTE QUE SEPAS

Estos patés caseros son deliciosos, nutritivos, digestivos y lubricantes. Los usaremos para nuestros tentempiés untados en una tortita de cereal hinchado, por ejemplo. También son ideales para poner en nuestros bocadillos o como complemento en nuestras comidas o tuppers.

141

LUNES:
LLEVA LA PACIENCIA A TU PRÁCTICA DIARIA

Esta semana, haremos algunas variaciones. Relájate y déjate acompañar por las instrucciones.

Repite cada día esta técnica, a la misma hora y en el mismo sitio, durante 15 minutos. Recuerda que si no puede ser exactamente así, no pasa nada.

La cuestión es mantener el hábito con cierta regularidad.

Toma asiento en tu rincón de meditación o en otro lugar en el que puedas estar tranquila y cómoda durante los próximos minutos. Adopta tu postura, erguida, con dignidad, sentada entre el cielo y la tierra.

Establece la motivación de tu práctica.

Voy a meditar por mi bien y también, ¿por qué no?, por el bien de otras personas. Esto le dará a tu práctica una dimensión que va más allá de tu propio beneficio personal.

142

Respira con naturalidad y dirige tu atención a la sensación física que experimentas cada vez que inhalas y exhalas el aire.

Inhala.

Exhala.

Siente el movimiento del aire desde la nariz, los pulmones, al pasar por la garganta y alejarse de nuevo de tu cuerpo por la nariz y la boca.

Solo tienes que enfocar tu atención, levemente, sin forzar, en cada exhalación.

Cuando hayas exhalado el aire y este se disuelva en el espacio frente a ti, imagina que todos los problemas, todo sufrimiento, todas las preocupaciones, todo el apego, se disuelven también en el espacio.

Descansa, toma otra inspiración y a continuación dirige de nuevo tu atención a la sensación que experimentas al exhalar el aire.

Este método de centrar la atención en la sensación que se produce al exhalar el aire tiene como finalidad llevarte a un estado de tranquilidad natural, libre de pensamientos y emociones.

Si descubres que ya estás en este estado de pura presencia y apertura inspirada, prescinde del método y simplemente permanece tranquila.

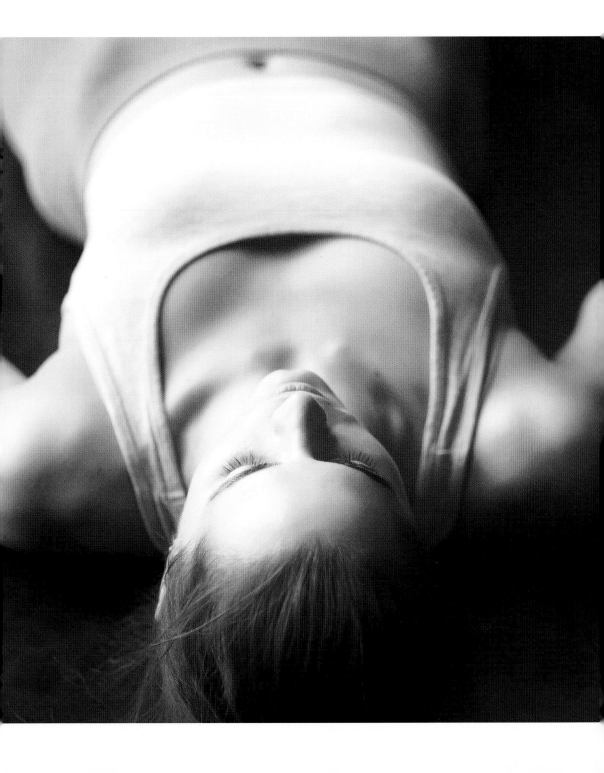

Repetimos:

Siente el movimiento del aire desde la nariz, los pulmones, al pasar por la garganta y alejarse de nuevo de tu cuerpo por la nariz y la boca.

Solo tienes que poner tu atención, levemente, sin forzar, en cada exhalación.

Cuando hayas exhalado el aire y este se disuelva en el espacio frente a ti, imagina que todos los problemas, todo sufrimiento, todas las preocupaciones, todo el apego, se disuelven también en el espacio.

Descansa, toma otra inspiración y a continuación dirige de nuevo tu atención a la sensación que experimentas al exhalar el aire.

Permanece haciendo esto unos minutos.

Vamos a tomarnos un descanso.

Esta es una práctica de aceptación, no importa cuánto tiempo pierdas la concentración, lo que realmente importa es cómo respondemos a nosotros mismos, cada vez que pasa, volviendo a la respiración amable y cariñosamente.

Al principio, mientras aprendes a meditar, es importante que tomes frecuentes descansos, de uno o dos minutos, pero permaneciendo sentada. Deja el método durante el descanso, pero permanece presente y despejada. A continuación, retoma la postura y el método, ponte alerta y empieza de nuevo.

Concéntrate en la respiración, en cómo entra y sale el aire de tu cuerpo.

Respira con naturalidad, y nota cómo con cada respiración tu cuerpo se fortalece. Ahora cuando llegues a la inhalación, cuenta 1, y cuando llegues a la exhalación, cuenta 2.

Tu respiración ha de ser natural; piensa que la cuenta guía la respiración; bien, continúa inhalando y exhalando.

Inspirar: 1; espirar: 2.

Cada vez que notes que te distraes, vuelve a tu respiración: la meditación requiere concentración. Ahora sigue contando 1 en la inhalación y 2 en la exhalación, y hazlo rítmicamente, llevándola dentro y fuera de tu cuerpo.

Permanece practicando esto unos minutos.

Así que observa, mira la respiración desde tu interior practicándola atentamente con toda tu conciencia.

Cuanto más podamos cultivar la paciencia en nuestra práctica, cuanto más a menudo aclaremos nuestras ideas, mejor nos encontraremos, más audaces seremos al enfrentar una situación difícil y más capaces seremos de sentir compasión.

Dedica tu práctica.

Piensa en que los beneficios de tu sesión sean buenos para ti, para tus seres más queridos y para todos los que te cruces en tu camino diario.

Así que antes de que la práctica acabe, mueve suavemente los dedos de los pies, llevando tu atención a la habitación otra vez.

Y abre los ojos despacio.

Nuestras relaciones con la familia, en el trabajo, en la vida, nuestras obligaciones y actividades nos ofrecen cada día la oportunidad de probar nuestros avances. ¿Lo sabías?

La manera en que sentimos la vida está directamente relacionada con nuestro estado interior: nuestra salud y madurez emocional, la intención de fondo que nos mueve y lo que estamos dispuestas a hacer para vivir con sentido.

MARTES:
¿QUÉ COMER ENTRE HORAS?

A veces, lo que nos resulta más problemático para llevar una alimentación equilibrada son esos momentos entre las comidas en los que tenemos hambre, esa ansiedad por comer algo... ¿Te suena? Si tienes hambre no te agobies pensando que tienes que esperar hasta la próxima comida oficial.

Esto no quiere decir que te pases el día picando. Aplica el sentido común, que siempre es la mejor guía. Intenta hacer las tres comidas principales del día bien hechas, y recuerda: desayuna como una reina, come como una princesa y cena... ligero. Si te parece que tienes hambre entre estas comidas, antes de comer, pregúntate si realmente ES hambre. Prueba a solucionarlo bebiendo algo, quizá un vaso de agua, una infusión o un caldo. Muchas veces, bebiendo calmamos el «calor» de estómago que confundimos con el hambre.

Si realmente sientes que tienes que comer, procura ingerir pequeñas cantidades. Te proponemos algunos tentempiés que te pueden ayudar. Son opciones ligeras y saludables:

- Palitos de zanahoria cruda con hummus o guacamole
- Una infusión rica, si lleva regaliz te resultará más saciante
- Un trozo de coco fresco
- Chips de verduras

- Calabaza al horno
- Caldo de verduras con unas gotas de salsa de soja y limón
- Un trozo de alga nori tostada (sushi nori)

Si necesitas un plus de energía, estas opciones son ideales para mantenerte a tono:

- Frutos secos con un poco de yogur y canela en polvo
- Un pequeño bol de muesli casero hidratado con leche vegetal (tienes la receta en la Semana 1)
- Una tortita de maíz con paté vegetal, como hummus, o patés de verduras

- Una tortita de arroz con una rodaja de aguacate y salmón ahumado, anchoas o bonito en aceite de oliva
- Un trozo de bizcocho de plátano (tienes la receta en la Semana 1)
- Barritas de cereales

MIÉRCOLES:
LA AMABILIDAD ES UN TESORO

La cooperación y la amabilidad son innatas en todos nosotros, pero a la vez son muy frágiles, pues si no se cultivan, se pierden.

Por eso hemos de cultivarlas.

Este sencillo ejercicio puede ayudarnos a hacerlo:

Cuando andes por la calle, entre la gente, conecta con tu corazón, y aprovecha para enviar mentalmente buenos deseos a la gente con la que te cruzas. Puedes pensar: «Que estés bien», «Que seas feliz».

Esto puede cambiar crucialmente la calidad de la experiencia de tu día. La vida es solo una serie de secuencias de momentos. Si encadenas estas secuencias con experiencias positivas, la vida cambia.

Cultivar la amabilidad es mucho más efectivo que centrarse en uno mismo, así que te propongo que esta semana ¡empieces a practicar!

¿Te imaginas que todo el mundo fuera por la calle pensando de esta manera? ¿Te animas a empezar a hacerlo tú? Puedes compartir tus experiencias con nosotros a través de nuestras redes sociales.

 www.facebook.com/sienteteradiante

 www.instagram.com/sienteteradiante

147

Soy una persona que viaja mucho y, si bien soy consciente de que he de cuidar mis hábitos de alimentación, salud en general, estrés y poder mejorar la calidad de vida, tengo muy poco tiempo para aprender. El sistema online ¡me ayuda! Hago sesiones de yoga o meditación cuando viajo y me va muy bien.

MARÍA

148

Quizá te gustaría sentirte más acompañada en tu avance hacia un estilo de vida más saludable. El grupo de expertos de ¡Siéntete radiante! te acompaña en vivo a través del foro especial del P8S online. Te damos apoyo y respuesta diaria durante las 8 semanas que dura el programa online.
Y junto a todas las personas que hacen el P8S al mismo tiempo, ¡se genera una energía que hace que sea más fácil sostener la motivación por cuidarse a diario!

PILAR

ESTAMOS CONTIGO

El grupo de expertos te acompaña en vivo
a través del P8S online.

Infórmate sobre la nueva ronda de 8 semanas online en

www.sienteteradiante.com

SEMANA 6:

Cuando comas fuera de casa: prepara unos *tuppers* deliciosos

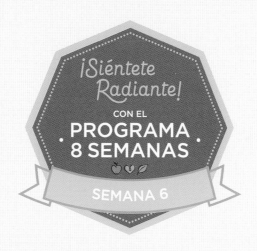

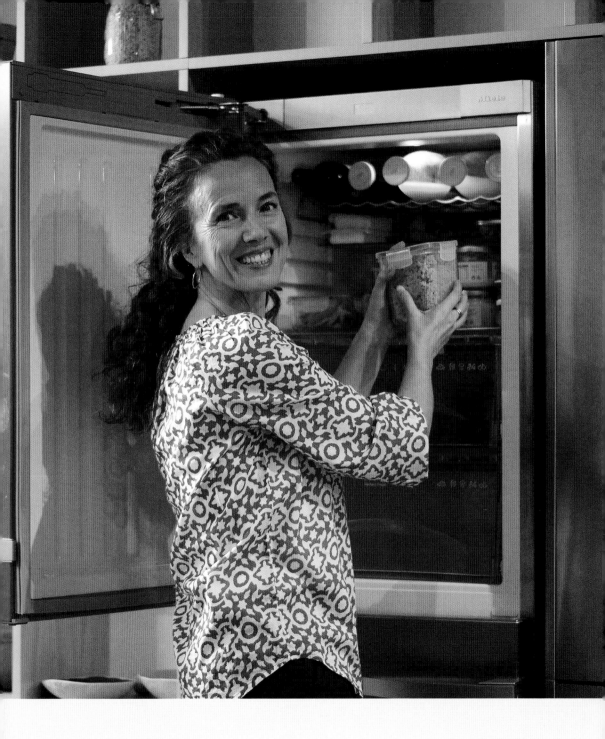

JUEVES:
TODO TIENE UN USO

A menudo nos encontramos en la nevera sobras de platos de días anteriores, restos de verduras mal cortadas, legumbres, un trocito de pescado, restos de arroz, pasta... ¡No lo tires! Verás qué cosas más ricas se pueden hacer. Reutilizar los alimentos nos permite elaborar recetas totalmente saludables y es un buen comodín para nuestros *tuppers*.

Según la Organización Mundial de la Salud, un tercio de la comida producida para el consumo humano acaba en la basura. ¿Por qué no empezar por nuestro hogar a realizar un uso sostenible de los alimentos?

¿SON SALUDABLES LAS SOBRAS?

Vamos a diferenciar entre «desperdicios» y sobras. Aquellos alimentos que hayan sobrepasado la fecha de caducidad o no estén en condiciones óptimas no vamos a reutilizarlos. El resto son perfectamente útiles y no nos van a ocasionar problemas de salud si los mantenemos con una higiene y una conservación adecuadas.

— Guardaremos las sobras en un envase hermético en la nevera 3-4 días o las congelaremos.

— La calidad del alimento disminuye cada vez que lo calentamos. Calentaremos solo la cantidad necesaria.

— Si hemos congelado sobras, las descongelaremos en la nevera. No a temperatura ambiente.

— ¿QUÉ HACEMOS SI SOBRA...? —

PAN Recién comprado se puede congelar y sacarlo de 30 a 60 minutos antes de comerlo. Si nos ha quedado duro, lo podemos utilizar como pan rallado.

PESCADO Si nos ha quedado un poco de rape lo podemos utilizar para enriquecer una sopa, un caldo o un arroz. Si nos ha quedado atún o salmón podemos acompañar nuestro plato de cereales, de pasta o una rica tostada para desayunar o cenar en un momento. El marisco da mucho juego porque nos permite elaborar ensaladas, arroces, platos de pasta... ¡o incluso hacer croquetas!

LEGUMBRES Si tenemos bastante cantidad de garbanzos, lentejas, azukis, etc., podemos elaborar una rica crema de legumbres. Si nos ha quedado un poco, ¡no lo tires! Verás que son un acompañamiento ideal para el arroz o los cereales. Recuerda que con los garbanzos cocidos podemos hacer en un momento un delicioso hummus.

ARROZ ¿No has calculado bien y tienes arroz para más de un día? Si has guardado el arroz correctamente en un recipiente hermético en la nevera vamos a aprovecharlo perfectamente. Podemos elaborar: calabacines rellenos de arroz, arroz chino, rollitos japoneses, croquetas de arroz, etc., para enriquecer una sopa.

PASTA La podemos guardar para incorporar en una sopa o hacer un plato rápido: ensalada de pasta y atún, gratinada con seitán, acompañada de una salsa de tomate o pesto, etc.

SALSAS Puedes congelar la salsa de pesto o el miso blanco y luego acompañar un plato de pasta, arroz o unas verduras hervidas.

FRUTA Un pudin, una macedonia, un *smoothie* en verano, una salsa para las crepes... Para todo eso es ideal utilizar las frutas ya maduras o con aspecto no tan apetitoso. Si te ha sobrado bastante cantidad, puedes hacer una rica compota.

VERDURAS No tires las hojas de las zanahorias, el verde del puerro ni las verduras de aspecto feo o los trozos irregulares; guárdalo todo y haz caldo con ello. Otra excelente opción con las verduras que sobran es hacer una crema de verduras, un pastel de mijo con verduras, una ensalada de verduras, etc.

TRUCO *Vamos a planificar el menú semanal, hacer la lista de la compra y, antes de cocinar, calcular las porciones en función de cuántos miembros de familia seamos. ¡Verás como no hay sobras!*

RECETA CREATIVA PARA TUS *TUPPERS*:

Bolas de arroz

Ingredientes

1 HOJA DE ALGA NORI

SEMILLAS DE SÉSAMO TOSTADAS

ARROZ INTEGRAL COCIDO
(QUE NOS HAYA SOBRADO)

MEDIA CIRUELA UMEBOSHI
(U OTRO RELLENO QUE NOS APETEZCA MÁS)

Se prepara así

Nos mojamos las manos en agua mineral y hacemos una bola compacta con el arroz. Hacemos un agujero hasta el centro de la bola. Introducimos un trocito de umeboshi en el agujero.

Unas bolas las envolveremos con alga nori; otras, con semillas de sésamo tostadas.

Tostamos el alga nori por ambas caras (cambiará de color de negro a verde). Cortamos el alga nori y envolvemos las bolas de arroz (humedeciéndonos las manos para que no se nos pegue).

VIERNES:
ACTÍVATE: CORRE, O HAZ UNA SENCILLA TABLA AERÓBICA

AERÓBIC CARDIO (3 EJERCICIOS DE AERÓBIC)

Para los tres niveles de dificultad; movimientos rápidos y bien ejecutados.

TIJERAS

Colócate de pie con la espalda recta y los brazos apoyados a ambos lados de la cintura. Mueve una pierna hacia delante y la otra hacia atrás y ve alternando. Para llevar a la práctica el ejercicio aeróbico los cambios deben hacerse saltando y a buen ritmo. Al saltar, intenta amortiguar la caída doblando un poco las piernas para que las rodillas no sufran.

SKIPPING (SPRINT)

En este ejercicio tienes que imitar a un atleta que corre pero sin moverte del sitio e intentando levantar las rodillas lo máximo que puedas. El ritmo tiene que ser rápido. Si puedes, ¡acelera al final!

TIJERAS LATERALES

Colócate de pie con la espalda recta y los brazos a ambos lados del cuerpo. Este ejercicio consiste en abrir y cerrar las piernas y los brazos de manera coordinada, como si quisiésemos dibujar una X con nuestro cuerpo. Abre y cierra a buen ritmo.

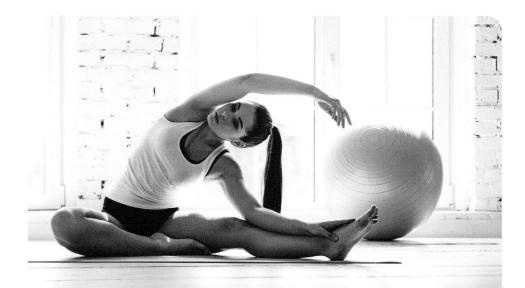

SÁBADO:
TU LISTA DE LA COMPRA

A continuación, te ofrecemos los ingredientes que necesitarás para las recetas de esta semana:

- ½ bola de seitán

- 1 cucharada sopera de kuzú (o 1 huevo)

- 3 cucharadas soperas de pan rallado

- 1 calabacín

- 1 cebolla

- 1 cucharada de orégano

- ½ cucharada de cúrcuma

- una pizca de pimienta negra

- aceite de oliva de primera presión en frío

- 100 g de garbanzos ecológicos cocidos

- 1 cucharada sopera de harina de garbanzos

- 1 vaso (250 ml) de polenta ecológica

- 4 vasos (1 litro) de agua

- 2 pellizcos de sal marina

- ⅛ de cucharadita de cúrcuma en polvo

- 1 cucharada de aceite de oliva virgen extra

- salsa de tomate

- orégano

- hojas de espinacas frescas

- tofu firme natural o ahumado

- pasta de aceitunas negras

DOMINGO:
LAS RECETAS DE LA SEMANA

NUGGETS DE SEITÁN

Ingredientes

½ BOLA DE SEITÁN
1 CUCHARADA SOPERA DE KUZÚ (O 1 HUEVO)
3 CUCHARADAS SOPERAS DE PAN RALLADO

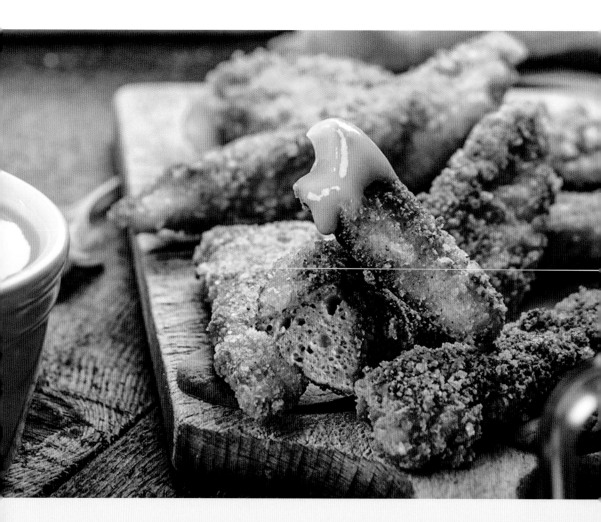

Se prepara así

Cortar el seitán en forma de *nuggets* o tiras de unos 3 cm de grosor. Diluir 2 cucharadas soperas de kuzú en 150 ml de agua mineral. El kuzú sustituye al huevo en el proceso del rebozado, si deseas evitarlo. Empapar el seitán en el kuzú o el huevo batido, y empanar con el pan rallado. Freír los *nuggets* en abundante aceite de oliva o de coco, y secar el exceso de aceite con papel de cocina.

ES INTERESANTE QUE SEPAS

Este es un plato muy nutritivo y sabroso, que encanta a niños y mayores. Es ideal para empezar el tránsito hacia las proteínas de origen vegetal. Es recomendable acompañarlo de verdura de hoja verde y encurtidos. Es muy apropiado para comidas tipo pica-pica, o para preparar tuppers. De un día para otro están buenísimos. Si eres celíaco, ¡debes evitarlo!

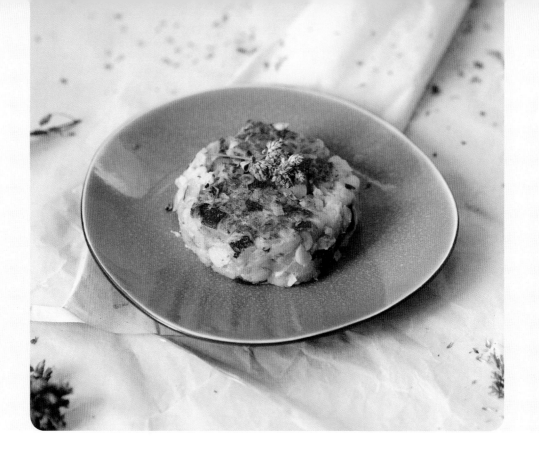

HAMBURGUESAS DE GARBANZOS

Ingredientes
(Para 4 hamburguesas)

1 CALABACÍN

1 CEBOLLA

1 CUCHARADA DE ORÉGANO

½ CUCHARADA DE CÚRCUMA

UNA PIZCA DE PIMIENTA NEGRA

ACEITE DE OLIVA DE PRIMERA PRESIÓN EN FRÍO

100 G DE GARBANZOS ECOLÓGICOS COCIDOS

1 CUCHARADA SOPERA DE HARINA DE
    GARBANZOS

Se prepara así

Picamos la cebolla y el calabacín por un lado, y los pochamos en una sartén pincelada de aceite. Una vez hechos, añadimos los garbanzos cocidos, el orégano, la cúrcuma y la pimienta (opcional).

Lo chafamos bien con un tenedor. Una vez que la mezcla se haya enfriado, añadimos un poco de harina de garbanzos si lo necesitamos para dar forma de hamburguesa a la masa.

Freímos las hamburguesas hasta que queden doraditas.

ES INTERESANTE QUE SEPAS

....

Esta receta es una fuente de proteína vegetal que refuerza el estómago y el páncreas. Es revitalizante en general, ligera y muy rica preparada de un día para otro. Si las congelas, te servirán para improvisar una cena rápida o un tupper *para el trabajo.*

159

PIZZA DE POLENTA

Ingredientes
(Para 4 personas)

PARA LA BASE DE POLENTA:

- 1 VASO (250 ML) DE POLENTA ECOLÓGICA
- 4 VASOS (1 LITRO) DE AGUA
- 2 PELLIZCOS DE SAL MARINA
- ⅛ DE CUCHARADITA DE CÚRCUMA EN POLVO
- 1 PELLIZCO DE PIMIENTA NEGRA RECIÉN MOLIDA
- 1 CUCHARADA DE ACEITE DE OLIVA VIRGEN EXTRA

PARA LA COBERTURA:

- SALSA DE TOMATE
- ORÉGANO
- HOJAS DE ESPINACAS FRESCAS
- TOFU FIRME NATURAL O AHUMADO
- PASTA DE ACEITUNAS NEGRAS
- UNA PIZCA DE SAL
- UNA PIZCA DE PIMIENTA NEGRA RECIÉN MOLIDA
- ACEITE DE OLIVA

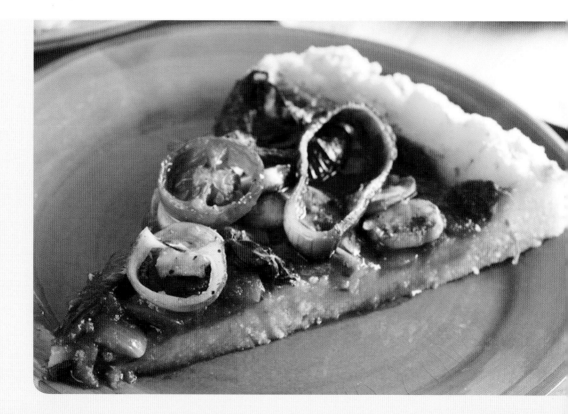

Se prepara así

Para la base de polenta, hervir 3 vasos de agua con la cúrcuma y la pimienta y poner un punto de sal. Cortar la ebullición con el cuarto vaso de agua y añadir la polenta despacio, en forma de lluvia, batiendo constantemente con varillas para evitar que se formen grumos.

Remover 5 minutos a fuego lento hasta que la sémola esté cocida y la consistencia sea espesa.

Apartar del fuego y mezclar la masa con el aceite.

Llenar moldes de silicona con cavidades de la forma deseada y dejar enfriar antes de desmoldar.

Para la cobertura, poner la salsa de tomate sobre las bases. Condimentar con el orégano. Agregar una hoja de espinaca lavada. Poner encima una fina loncha de tofu y cubrirlo con un poco de pasta de aceitunas negras. Hornear durante 15 minutos.

ES INTERESANTE QUE SEPAS

Esta receta es ideal para tuppers, snacks, fiestas y menús *infantiles. Puedes ser tan creativa como quieras con la cobertura. La base de polenta para las minipizzas puede hacerse con un molde (los de silicona son muy prácticos). Si deseas pizzas de tamaño grande, puedes hacerlas sin molde: extender una capa fina de masa de 1-2 cm sobre una bandeja plana humedecida previamente y dejar enfriar. Redondear la masa para perfeccionar la forma con un cuchillo húmedo o con un cortapastas con el dibujo que se quiera.*

El resultado de esta combinación es un plato suave y sabroso, ideal para ofrecer comida tipo fast food *pero con ingredientes saludables, lo que ahora se llama* fast good.

LUNES:
EXTIENDE TU PRÁCTICA A TODO EL DÍA

Estamos acompañándote para que con tu práctica alcances un estado de mayor tranquilidad, presencia, claridad y bienestar. Existen muchos métodos de meditación para apaciguar lentamente tu mente agitada, desarmar la negatividad y el temor, y ayudarte a hacerte amiga de ti misma y del mundo que te rodea.

En vez de centrar tu atención en la respiración, pon tu concentración sobre un objeto. Puede ser una imagen o fotografía, una flor o cualquier objeto que te inspire. ¡Escógelo!

Repite cada día esta técnica, a la misma hora y en el mismo sitio, durante al menos 15 minutos. Recuerda que si no puede ser exactamente así, no pasa nada. La cuestión es mantener el hábito con cierta regularidad.

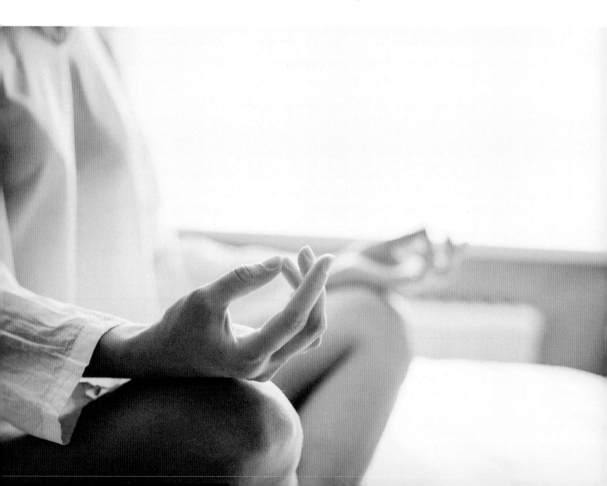

Toma asiento en tu rincón de meditación o en otro lugar en el que puedas estar tranquila y sentirte cómoda durante los próximos minutos. Adopta tu postura, erguida, con dignidad, sentada entre el cielo y la tierra.

Establece la motivación de tu práctica.

Voy a meditar por mi bien y también, ¿por qué no?, por el bien de otras personas. Esto le dará a tu práctica una dimensión que va más allá de tu propio beneficio personal.

Coloca el objeto que has escogido delante de ti, centrado y en el suelo o sobre una mesita, para que puedas fijar la mirada sobre él, en un ángulo que te resulte cómodo.

No fijes la mirada intensamente, tan solo practica el estar concentrada en lo que estás mirando. Vas a entrenarte para permanecer concentrada en el objeto de tu meditación.

Cuando tu mente divague, también lo hará tu mirada, lo que te permitirá descubrir fácilmente si estás distraída. Respira con naturalidad.

Sigue recuperando tu mirada con delicadeza, pósala de nuevo sobre el objeto elegido para tu meditación. Sigue respirando.

Siente tu mirada suave y abierta sobre el objeto.

Dirigir así la atención permitirá que se asiente tu mente ordinaria, la turbulencia de tu energía y tus pensamientos.

Si aparecen a todo volumen sensaciones o ideas, sientes sueño o esos molestos picores, vuelve a fijar la mirada sobre el objeto, de forma suave, abierta, apacible. No te juzgues, solo descansa la mirada y respira.

Al volverte más tranquila y apacible, consciente y presente, puede que también te hagas consciente de todo lo que está pasando ahora en tu vida.

Extiende tu apertura y tranquilidad hacia cualquier experiencia de sufrimiento, dolor o pena de la que hayas tomado conciencia.

Ten compasión de ti misma, como si vieras sufrir a tu amiga más querida por el mismo problema. Sé amable contigo misma, sé generosa. Y continúa respirando con normalidad.

Cuando tu mente divague, también lo hará tu mirada, lo que hará fácil descubrir si estás distraída. Respira con naturalidad.

163

Sigue recuperando la mirada con delicadeza, date tiempo para centrarte de nuevo en el objeto elegido para tu meditación. Sigue respirando.

Permanece practicando este ejercicio durante 10 minutos.

Cuanto más podamos llevar la tranquilidad a nuestra práctica, cuanto más a menudo aclaremos nuestras ideas, mejor nos encontraremos, más audaces seremos al enfrentar una situación difícil y más capaces también de sentir compasión.

Dedica tu práctica.

Piensa en que los beneficios de tu sesión sean buenos para ti, para tus seres más queridos y para todos los que te cruces en tu camino diario.

Mueve los dedos de los pies, llevando tu atención a la habitación otra vez.

Y con suavidad, abre los ojos.

164

HAZ EXTENSIVA LA MEDITACIÓN A TU DÍA

Puedes prolongar la inspiración de tu práctica a todo un día, manteniendo una actitud abierta, apacible y alegre que no se cierre a nada de lo que te encuentres.

MARTES:
GUÍA DE LOS ACEITES

Cuando vayamos a elegir un aceite es importante pensar con qué finalidad lo vamos a utilizar (frío para aliñar, caliente para freír...), porque va a tener un impacto directo sobre nuestra salud. ¿Sabes cómo se utiliza cada aceite?

Te sugerimos que no te pierdas esta guía, que hemos preparado con mucho mimo para ti, porque es realmente útil. Aparte de «el rey de la dieta mediterránea», el aceite de oliva, vas a conocer una variedad de aceites vegetales que ya puedes comenzar a utilizar en tus comidas.

Los aceites no son siempre tan naturales como parecen, porque puede que hayan sido sometidos a procesos químicos industriales. Por eso es importante dominar los conceptos básicos que te proponemos y saber que los puedes encontrar con la etiqueta de «ecológicos».

CONCEPTOS BÁSICOS SOBRE EL ACEITE:

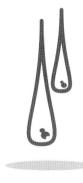

- ACEITE VIRGEN: SE EXTRAE POR PRESIÓN DE LOS FRUTOS O CENTRIFUGACIÓN SIN NINGÚN TRATAMIENTO QUÍMICO.

- PRIMERA PRESIÓN EN FRÍO: SON ACEITES QUE SE UTILIZAN EN CRUDO O COMO CONDIMENTO PORQUE CONSERVAN TODAS SUS PROPIEDADES, LAS MISMAS DE CUANDO ERAN UN FRUTO O UNA SEMILLA. SON MUY SABROSOS PERO TAMBIÉN MÁS CAROS.

- ACIDEZ: CUANTO MÁS ÁCIDO ES UN ACEITE, PEOR SERÁ SU CALIDAD Y MENOR SU NIVEL DE PUREZA.

— RECOMENDACIÓN —

Es aconsejable que elijas un bajo grado de acidez en el aceite, ya que significa que se ha elaborado a partir de frutos sanos y que todo el proceso de fabricación se ha desarrollado en condiciones óptimas.

TIPOS DE ACEITE

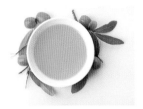

ACEITE DE OLIVA

Se emplea en crudo, para cocer o freír hasta una temperatura máxima de 180 °C. Si es virgen y se ha extraído en frío, es mejor utilizarlo en crudo para aprovechar sus cualidades gustativas y nutricionales.

ACEITE DE GIRASOL

Se utiliza en crudo, para cocer o freír (180 °C máx.). Es ideal para vinagretas y escabeches.

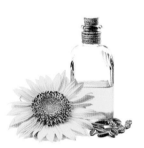

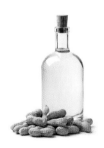

166

ACEITE DE COLZA

Generalmente se utiliza como condimento aunque también se puede emplear para cocer, pero pierde muchas cualidades nutricionales con el calor. Se utiliza en los países del norte de Europa.

ACEITE DE CACAHUETE

Se puede utilizar de todas las maneras. Es perfecto para las frituras, ya que tolera hasta 220 °C. Como su gusto es neutro, se adapta tanto a recetas saladas como dulces. ¡Ojo si tenemos alergia a los frutos secos!

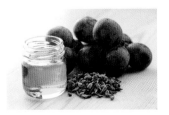

ACEITE DE PEPITA DE UVA

Es ideal para freír y cocinar en la sartén. También es bastante neutro pero de gusto algo amargo, así que puede chocar su sabor si se utiliza en crudo.

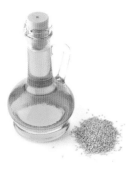

ACEITE DE SÉSAMO

Es un aceite muy perfumado que se extrae del sésamo natural o tostado. Tolera el calor, aunque altera su sabor. Es mejor si lo añades al final de la receta, como aderezo. Resulta perfecto para cocinar al wok, hervir alimentos y también para los escabeches. ¡Muy útil en repostería!

ACEITE DE MAÍZ

Este aceite neutro se usa para frituras (hasta 180 °C), aderezos o para cocciones en la sartén.

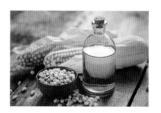

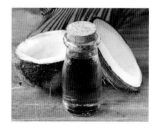

ACEITE DE PALMA

Se utiliza mucho en la cocina subsahariana. Este aceite se cuaja en frío, ya que es rico en grasas saturadas. Se extrae de la palma y se conserva bien.

167

ACEITE DE COCO

Como el aceite de palma, se cuaja en frío. Se obtiene a partir de la copra y el albumen seco de la nuez de coco. Se puede utilizar tanto para freír como en cocciones. ¡Excelente si preparas una tempura de verduras!

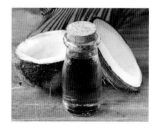

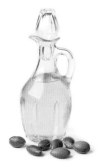

ACEITE DE ARGÁN

Su uso es poco frecuente porque es caro. Es muy común en la gastronomía marroquí, especialmente en el desayuno para untar el pan. Tiene un sabor afrutado y delicado. ¡Es perfecto para empezar el día!

ACEITE DE NUEZ

Muy perfumado pero frágil, se utiliza como condimento y se conserva en la nevera. Excelente para pescados blancos, higos, peras... ¡Resulta ideal para aliñar ensaladas!

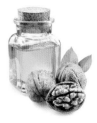

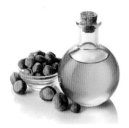

ACEITE DE AVELLANA

Se utiliza y se conserva como el aceite de nuez. Es riquísimo para acompañar el aguacate o la zanahoria cocida. También aporta un toque especial al pescado rojo, el chocolate o los cereales.

ACEITE DE LINO

Es muy frágil y poco común. Se conserva en un lugar fresco y se estropea con facilidad. Resulta ideal para preparar verdura.

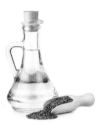

168

¿QUÉ ACEITES PUEDO UTILIZAR EN LA COCINA?

- ALIÑAR: buscamos grasas monoinsaturadas, aceites para aderezar ensaladas, bocadillos, enriquecer un alimento ya cocinado... Los mejores son aceites de primera presión de oliva extra virgen, lino, nuez, avellana y sésamo.

- COCINAR A TEMPERATURA MEDIA: tipo salteado o sartén suave, cuando calentamos un alimento o salteamos unas verduras: oliva extra virgen, girasol, sésamo, lino.

- TEMPERATURAS ALTAS O FREÍR: grasas saturadas, porque son más estables cuando alcanzan altas temperaturas y no se oxidan. Utilizaremos: aceite de coco, aceite de palma, girasol, cacahuete, maíz.

— ¡ATRÉVETE! —

Es interesante, cuando comemos fuera, preguntar en el restaurante qué aceite utilizan para cocinar. Así, tenemos conocimiento de lo saludable que es nuestra comida.

MIÉRCOLES:
ACTITUDES QUE TE HACEN CRECER

CONECTADA

Si conectas con tu corazón, con tu esencia, superando y dominando tus emociones, te liberarás y podrás escuchar y sentir a tu sabio interior. Este emanará en forma de alegría y de amor, de gran energía vital. Te sentirás cada vez más vibrante y radiante.

A medida que te liberes de las cargas del pasado y los conflictos del presente, tu luz interna se proyectará también hacia fuera.

SÉ MÁS ECUÁNIME

Este amor o esta sensación interna que empieza a emerger cuando somos más libres, cuando somos más nosotras mismas, cuando somos más auténticamente nosotras, surge en forma de una mirada más abierta hacia la vida, como si todo fuera más cercano, como si distinguiéramos menos entre yo y el mundo, entre yo y el otro.

Es como si de una forma natural compartiéramos más las alegrías y las penas de los demás.

ACTITUDES QUE NOS HACEN CRECER

Al ser más ecuánimes empiezan a emerger actitudes que, convenientemente cultivadas, hacen que cada vez crezcamos más, como las siguientes:

- **Sinceridad:** Cada vez se hace más difícil mentir; conectar con la verdad es muy liberador, pues entre otras cosas nos libera de creencias y hábitos y nos abre a nuevos horizontes.

- **Buen humor:** Nos damos cuenta de que enfadándonos perdemos energía, así que aprendemos a relativizar y reírnos de nosotras mismas y de nuestros defectos o equivocaciones.

- **Fortaleza interior:** Cada vez nos sentimos más fuertes, pues emerge un coraje basado en la confianza que ayuda a expulsar los miedos.

Participar en el P8S de ¡Siéntete radiante! ha supuesto para mí un punto de inflexión. Me ha ayudado a darme cuenta de lo acelerada que era mi vida y de la poca atención que prestaba a cosas tan importantes como alimentarme bien, descansar y tener un rato, por pequeño que sea, para mí. Este curso me ha ayudado enormemente a quererme un poquito más y, de paso, a cuidar a mi familia a través de los cambios en la alimentación que he introducido en casa. Estoy más tranquila y eso me ha subido la autoestima y la confianza en que puedo cambiar y mejorar las cosas. Mil gracias a Pilar y a todo el equipo de ¡Siéntete radiante!, por ayudarme a que mi interior se serene... Sé que es un cambio profundo, porque no es solo un cambio de hábitos, es otra forma de tomarme la vida.

LOLA

En relación a los comentarios de los demás, analiza tu interior, siente qué te pide la mente, el corazón y el espíritu. ¿Necesitas imitar a los demás? Sabemos que la alimentación es la base de nuestra salud. Pero muchos no pueden prescindir del azúcar, los refinados, el fast food... porque están acostumbrados y les resulta habitual. Si tú has decidido firmemente cambiar esos hábitos, vas a estar recordando a los demás cuando te vean que ¡ojalá pudieran hacerlo ellos! Recuerda: un buen ejemplo vale más que mil palabras.

PILAR

SEMANA 7:
Los zumos y el détox:
¿cuándo y cómo?

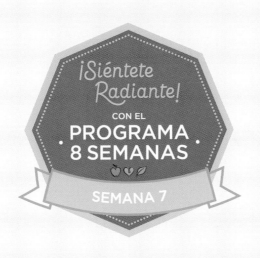

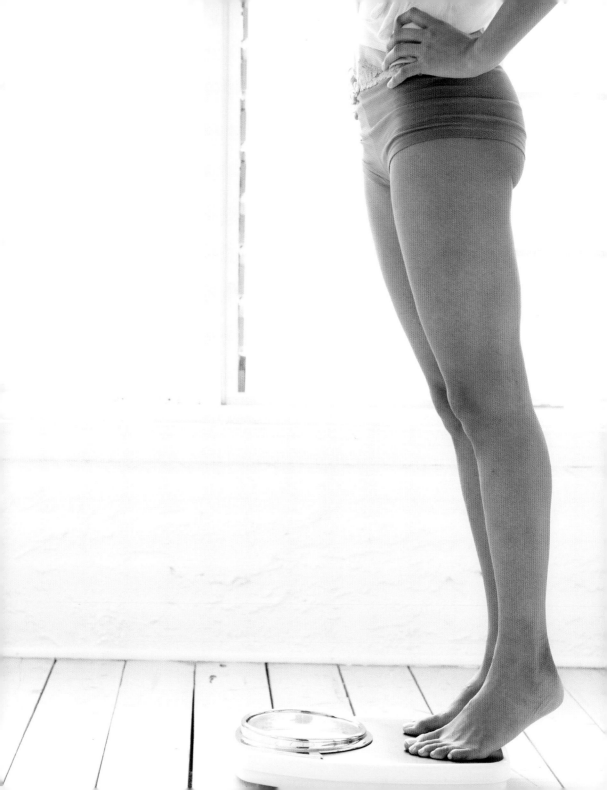

JUEVES:
¿CÓMO REGULAR TU PESO CON SENTIDO?

A estas alturas del programa empezarás a tener un considerable dominio de lo que comes y de cómo afecta a tu cuerpo.

Por eso puedes plantearte, si lo deseas, ir un poco más allá y abordar una serie de problemas concretos y que es posible prevenir o tratar principalmente a través de la alimentación.

Uno de ellos, probablemente el que más quebraderos de cabeza nos da a muchas mujeres de todas las edades, es cómo adelgazar.

No solemos acumular peso por comer demasiado, sino porque no tenemos energía suficiente para metabolizar lo que comemos.

Seguro que conoces a mujeres que comen lo que quieren y no engordan, y a otras (a lo mejor tú entre ellas) que cenan una ensalada de lechuga y tomate y engordan. ¿Por qué?

Porque las primeras tienen un metabolismo activo y eficaz, mientras que las segundas no tienen suficiente energía o fuego interno para quemar y disolver las grasas, ni para eliminar los residuos de los alimentos que ingieren.

El truco está en hacer una dieta que aumente la vitalidad del organismo y, por lo tanto, el fuego interno y el metabolismo.

Y ten en cuenta algo muy importante, importantísimo: puedes comer lo que quieras y regular tu peso sin sufrir las deficiencias nutritivas que ocasionan algunas dietas de adelgazamiento, que como todas sabemos a menudo son pan para hoy y hambre para mañana.

Es decir, producen un adelgazamiento rápido pero también deficiencias a nivel orgánico que a la larga nos traerán problemas.

Vamos a escuchar a nuestro cuerpo. La detoxificación la haremos progresivamente y despacio. No vamos a forzarnos con complementos alimenticios si no es bajo la supervisión de un médico.

Antes de adentrarnos en cómo perder peso, déjame que te diga algo importante: hazlo para sentirte mejor, no solo para estar más guapa y ganarte la aceptación de los demás.

De hecho, esto se podría aplicar a todo lo que te explico en este programa: se trata de que tú te sientas radiante, no de que los demás te vean radiante (aunque si tú te sientes radiante, es probable que los demás también te vean así).

Por lo tanto, el objetivo es:

- Estar en plenitud de condiciones, con el cuerpo lo más ágil y vital posible, porque cuando hay vitalidad y energía, hay belleza.

A continuación, verás algunos *tips* para desintoxicar:

- Cena muy ligero: cremas de verduras, sopas, batidos verdes (recetas de esta semana), platos de verduras.

- Bebe entre horas: caldos depurativos (recetas de esta semana), infusiones, tés.

- Escoge preferentemente alimentos de origen vegetal.

- Evita cocciones que incorporen grasas (fritos, incluye la deliciosa tempura de verduras).

- Cuida tu flora intestinal: utiliza encurtidos (o verduras fermentadas, como el chucrut), miso (receta de sopa de miso de la Semana 4), salsa de soja.

- Prepárate platos ligeros y saciantes: las semillas de chía son una buena opción (receta de pudin de avena y chía de la Semana 2).

- Utiliza especias: el jengibre, las especias carminativas (comino, anís, cardamomo...) estimulan la digestión.

- Evita hincharte de comida; levántate de la mesa saciada pero no apures hasta llenarte del todo.

- Recuerda que un plato caliente tonifica mejor la digestión que uno frío.

- Evita las bebidas frías.

VIERNES:
MANTÉN FUERTE EL SUELO PÉLVICO

Esta semana vamos a incorporar unos ejercicios que puedes realizar mientras estás sentada en la oficina, esperando el bus o en la cola del supermercado. 😊

El suelo pélvico aguanta el peso de nuestros órganos internos, y es muy importante saber cómo mantenerlo suficientemente tonificado para prevenir problemas como la incontinencia de orina o la pérdida de energía.

EJERCICIOS PARA EL SUELO PÉLVICO

Ejercicio 1

Para localizar los músculos con los que debes trabajar, lo más fácil es que, mientras orinas, intentes cortar el flujo a intervalos: estos son los músculos con los que vas a trabajar.

El ejercicio más sencillo es justamente ese: apretar los músculos para retener la orina, como si tiraras de ellos hacia arriba. Contraes y mantienes así, respirando suavemente, mientras cuentas hasta 5; luego relajas contando también hasta 5. Realiza esta serie varias veces:

- Los primeros días, unas 10 contracciones 3 veces al día.
- Luego, 20 contracciones 3 veces al día.
- Vas aumentando hasta hacer entre 300 y 500 contracciones en total al día.

Ejercicio 2

La vagina es como un tubo lleno de músculos colocados en secciones en forma de anillo y dispuestos uno encima del otro. Un segundo ejercicio consiste en contraer los anillos de abajo arriba:

- Intenta contraer primero la parte de abajo.
- Aguanta y sigue contrayendo un poco más arriba.
- Puedes subir tanto como quieras, pero es suficiente si puedes contraer 5 anillos.
- Cuando estés arriba, baja soltando de anillo en anillo.
- Finalmente relaja por completo la musculatura.

Podemos hacer este ejercicio echadas boca arriba en la cama con las piernas flexionadas o sentadas en el borde de una silla. También se puede hacer de pie, pero para empezar, mejor hazlo de estas dos maneras. Es muy importante que durante todo el ejercicio respires suavemente y que no intentes hacerlo con los músculos de los abdominales, pues estamos trabajando los músculos internos.

Ejercicio 3

Tenemos algunos músculos del suelo pélvico en forma de 8, en concreto un anillo alrededor de la uretra, otro alrededor de la vagina y un tercero alrededor del ano. Un ejercicio muy interesante consiste en:

- Contraer estos músculos de delante hacia atrás, primero el de la uretra, después el de la vagina y finalmente el del ano.

- Después relajamos de atrás hacia delante: ano, vagina y uretra.

Al principio puede que no los notes o que no notes que se contraen. Es cuestión de perseverar. Vale la pena, porque haciendo este ejercicio solo 10 veces al día notarás en poco tiempo el cambio.

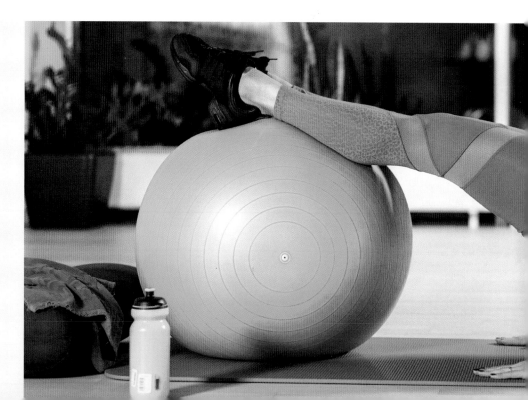

Ejercicio 4: el huevo de jade

También se pueden fortalecer y controlar estos músculos con un huevo que suele ser de piedra, por ejemplo de jade, y que venden en tiendas especializadas. Hay diferentes tamaños, así que escoge aquel con el que te sientas más cómoda. Las mujeres que han tenido hijos suelen empezar con uno más grandecito, pero lo ideal es probar varios para ver con cuál te sientes más cómoda. A medida que vamos tonificando la zona, podemos utilizar un huevo más pequeño.

Por supuesto, el huevo debe estar limpio, y es recomendable hervirlo después de comprarlo para que quede desinfectado. Luego, de una vez para la siguiente basta con lavarlo bien con agua y jabón, y guardarlo en una bolsita adecuada, bien limpia. Se trata de que todo esté higienizado para no coger ninguna infección.

> — CONSEJO —
>
> **Recomendamos comprarlos perforados por el centro para meterles un hilo que nos sirva para retirarlo.**

177

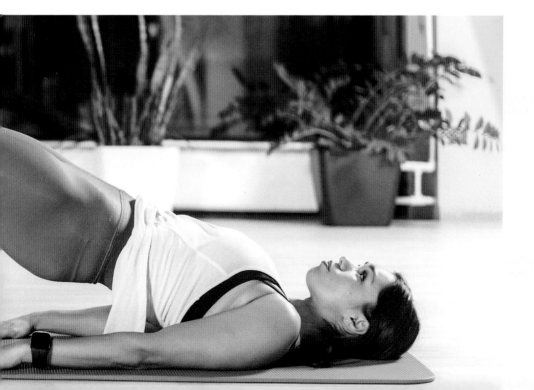

SÁBADO:
TU LISTA DE LA COMPRA

Para la semana 7, te proponemos la siguiente lista de la compra:

- verduras básicas: cebolla, puerro, apio, nabo, zanahoria y col

- alga kombu

- agua mineral

- shoyu

- 10 g de daikon seco, remojado ½ hora en agua que lo cubra

- 4-5 setas shiitake, frescas o secas, en este caso, ponerlas ½ hora en remojo con agua que las cubra

- 2 tiras de alga kombu, remojadas y cortadas a tiras finas

- el agua del remojo del daikon y el shiitake

- 1 litro de caldo de verduras fresco

- salsa de soja (shoyu o tamari)

- 1 rama de apio

- 1 hoja de col kale o un puñadito de espinacas frescas

- 1 puñadito de germinados de alfalfa

- ½ pepino

- ½ manzana

- 3 ramitas de perejil

- 1 trocito de jengibre fresco pelado (tamaño de una moneda)

- 1 taza de agua de coco o agua mineral (para el batido)

- Complemento: 1 cucharada de hierba de trigo o cebada (este suplemento le da un efecto más depurativo y alcalinizante)

DOMINGO:
LAS RECETAS DE LA SEMANA

CALDO REMINERALIZANTE

Ingredientes

VERDURAS BÁSICAS: CEBOLLA,
PUERRO, APIO, NABO,
ZANAHORIA Y COL

ALGA KOMBU
AGUA MINERAL
SHOYU

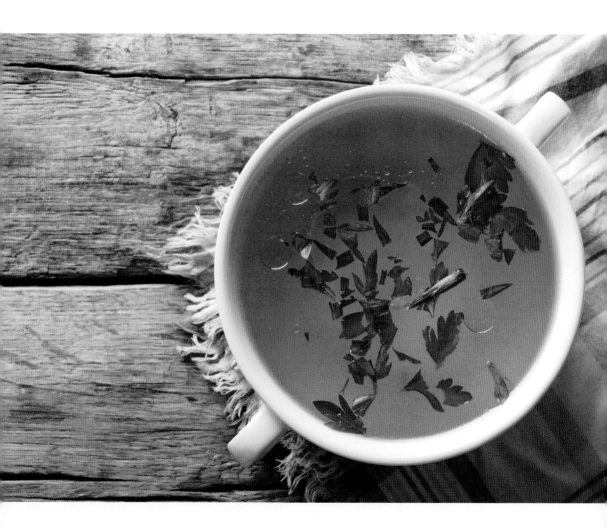

Se prepara así

Llenar una olla con 1 litro y medio de agua mineral fría y añadir una tira de alga kombu y las partes menos vistosas de las verduras que se utilicen para otros platos, así como las que ya tengan poca presencia. No añadir sal, para que todos los nutrientes de las verduras pasen al caldo. Llevar a ebullición y hervir a fuego lento y tapado a medias, durante 30 minutos. Antes de colar el caldo, retirar el alga kombu (lavarla bajo el grifo y reservar en la nevera, destapada, para utilizarla en una cocción posterior). En verano, se puede hervir solo la kombu, guardar en la nevera y añadir alguna verdura cada vez que se quiera preparar el consomé, hirviendo de 7 a 10 minutos.

ES INTERESANTE QUE SEPAS

Es un caldo remineralizante, excelente para el sistema nervioso y para eliminar toxinas y depurar los tejidos.

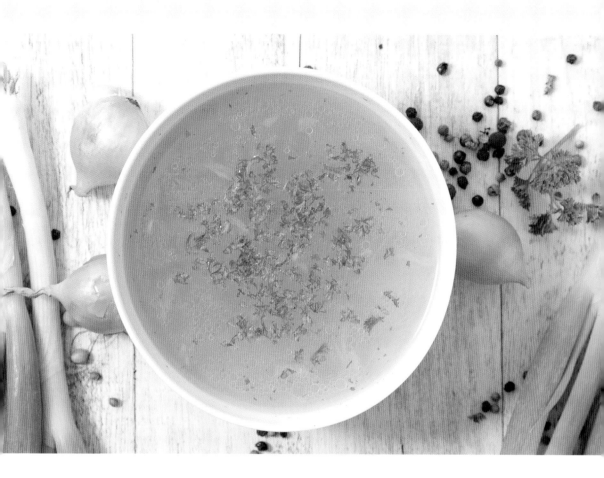

SOPA DEPURATIVA

Ingredientes

10 G DE DAIKON SECO, REMOJADO ½ HORA EN AGUA QUE LO CUBRA

4-5 SETAS SHIITAKE, FRESCAS O SECAS, EN ESTE CASO, PONERLAS ½ HORA EN REMOJO CON AGUA QUE LAS CUBRA

2 TIRAS DE ALGA KOMBU, REMOJADAS Y CORTADAS A TIRAS FINAS

EL AGUA DEL REMOJO DEL DAIKON Y LAS SHIITAKE

1 LITRO DE CALDO DE VERDURAS FRESCO

SALSA DE SOJA (SHOYU O TAMARI)

Se prepara así

Colocar en la olla el alga kombu, el daikon, las setas shiitake (cortadas a finas láminas desechando el tronco) y el agua del remojo. Tapar y llevar a ebullición. Cocinar durante 45 minutos con la olla tapada y a fuego lento. Añadir el caldo de verduras y condimentar con el shoyu.

ES INTERESANTE QUE SEPAS

Es una sopa muy depurativa, indicada para eliminar el exceso de grasas y toxinas, especialmente de origen animal. Es de mucha ayuda cuando se necesita perder peso y contribuye a eliminar la ansiedad.

BATIDO/ZUMO VERDE DEPURATIVO

Ingredientes

1 RAMA DE APIO

1 HOJA DE COL KALE O UN PUÑADITO DE ESPINACAS FRESCAS

1 PUÑADITO DE GERMINADOS DE ALFALFA

½ PEPINO

½ MANZANA

3 RAMITAS DE PEREJIL

1 TROCITO DE JENGIBRE FRESCO PELADO (TAMAÑO DE UNA MONEDA)

1 TAZA DE AGUA DE COCO O AGUA MINERAL (PARA EL BATIDO)

COMPLEMENTO: 1 CUCHARADA DE HIERBA DE TRIGO O CEBADA (ESTE SUPLEMENTO LE DA UN EFECTO MÁS DEPURATIVO Y ALCALINIZANTE)

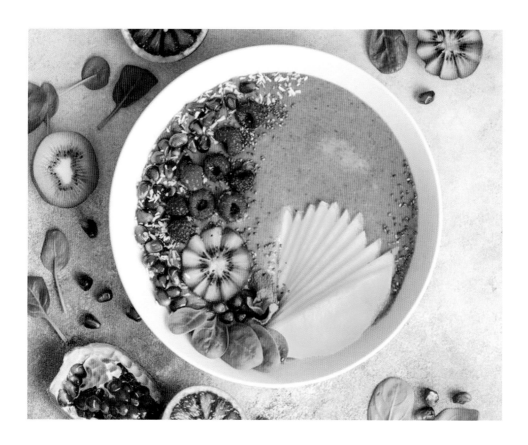

Se prepara así

Prepara el zumo: lava, escurre y seca bien los vegetales. Si el pepino y la manzana son de cultivo ecológico, no hace falta que los peles, si no lo son, no dejes de hacerlo. Introduce poco a poco los ingredientes en el extractor de zumos hasta conseguir el zumo. A continuación, añade una cucharada de postre de polvo de trigo o cebada. ¡Bébetelo enseguida que puedas!

Prepara el batido: lava, escurre y seca bien los vegetales. Si el pepino y la manzana son de cultivo ecológico, no hace falta que los peles, si no lo son, no dejes de hacerlo. Si el centro de la hoja de kale es muy duro, utiliza solo la parte verde, y bate durante 5 segundos. A continuación, añade el resto de los ingredientes y bate durante 5 segundos más.

ES INTERESANTE QUE SEPAS

Ambas versiones te aportan minerales, clorofila, enzimas y vitaminas, que ayudan a nutrir, depurar y remineralizar tu organismo. El batido, además, te aportará la fibra de los vegetales que te ayudará a mantener la sensación de saciedad y a regular el tránsito intestinal. Disfruta de ellos en el desayuno o a media tarde, siempre y cuando tu energía digestiva esté lo suficientemente fuerte para poder digerir estas bebidas crudas y frescas sin debilitarse por ello.

184

LUNES:
TRAE TU MENTE A CASA

Meditar nos ayudará a conectarnos con el aspecto más positivo y creativo de nuestra propia naturaleza, y vuelve más profunda la experiencia de la vida.

Y, a pesar de esta motivación, verás que a menudo la meditación se queda en observar recuerdos y fantasías, en hacer listas de recados o en adormilarse.

Por eso, cada vez que meditas es importante saber reconocer cuándo estás distraída y ser creativa para encontrar formas de traer de nuevo tu mente a casa. Esta semana vamos a revisar este aspecto.

Repite cada día esta técnica, a la misma hora y en el mismo sitio, durante al menos 15 minutos. Recuerda que si no puede ser exactamente así, no pasa nada. La cuestión es mantener el hábito con cierta regularidad.

Toma asiento en tu rincón de meditación o en otro lugar en el que puedas estar tranquila y cómoda durante los próximos minutos. Adopta tu postura, erguida, con dignidad, sentada entre el cielo y la tierra.

Establece la motivación de tu práctica.

Voy a meditar por mi bien y también, ¿por qué no?, por el bien de otras personas. Esto le dará a tu práctica una dimensión que va más allá de tu propio beneficio personal.

Respira con naturalidad.

Céntrate en la respiración.

Si estás cansada, con sueño, o triste, endereza tu cuerpo e imagina que eres un cohete que se eleva.

Puedes dirigir la mirada ligeramente hacia arriba, hacia el cielo, lo que ayudará a despertar tu cuerpo y tu mente.

Si estás muy tensa, imagina que eres una barra de hielo que se deshace al sol.

Si estás agitada, siéntete como una montaña sólida, estable y majestuosa. Una montaña no se excita si surgen nubes de tormenta o brillantes arcoíris sobre ella. Una montaña no se toma las cosas como algo personal, sencillamente «es».

Si notas que estás demasiado centrada en ti misma, porque tu corazón está cerrado, invoca de nuevo la motivación compasiva de tu práctica, el deseo de acercarte a tu naturaleza verdadera y de poder beneficiar con tu práctica a todos los seres.

Siempre que te sea posible, medita en contacto con la naturaleza, en donde puedas oír el murmullo del mar, de un río o mirar al cielo; eso te ayudará a abrir el corazón y a expandir tu conciencia.

Respira con naturalidad y dirige tu atención a la sensación física que experimentas cada vez que exhalas el aire. Siente el movimiento del aire desde tus pulmones, al pasar por la garganta y alejarse de tu cuerpo por la nariz y la boca.

Solo tienes que poner tu atención, levemente, sin forzar, en cada exhalación. Cuando hayas exhalado el aire, y este se disuelva en el espacio frente a ti, imagina que todos los problemas, todo sufrimiento, todas las preocupaciones, todo el apego, se disuelven también en el espacio.

Descansa, realiza otra inspiración y, a continuación, dirige de nuevo tu atención a la sensación que experimentas al exhalar el aire.

VAMOS A TOMARNOS UN DESCANSO

Al principio, mientras aprendes a meditar, es importante que hagas frecuentes pausas, de uno o dos minutos, pero permaneciendo sentada. Deja el método durante el descanso, pero permanece presente y despejada. A continuación, retoma la postura y el método, ponte alerta y empieza de nuevo.

Céntrate en la respiración, en cómo entra y en cómo sale de tu cuerpo.

Respira con naturalidad, y nota cómo, con cada respiración, tu cuerpo se fortalece. Ahora cuando llegues a la inhalación, cuenta 1, y cuando llegues a la exhalación, cuenta 2. La respiración ha de ser natural, piensa que la cuenta guía tu respiración. Bien, continúa inhalando y exhalando.

Inspirar: 1; espirar: 2.

Cada vez que notes que te distraes, vuelve a tu respiración, la meditación requiere concentración. Ahora sigue contando 1 en la inhalación y 2 en la exhalación, y hazlo rítmicamente, llevándola dentro y fuera de tu cuerpo.

Esta es una práctica de aceptación. No importa cuánto tiempo perdemos la concentración, lo que realmente importa es cómo respondemos a nosotros mismos, cada vez que pasa, volviendo a la respiración amable y cariñosamente.

Cuanto más llevemos la paciencia a nuestra práctica, cuanto más a menudo aclaremos nuestras ideas, mejor nos encontraremos, más audaces seremos al enfrentar una situación difícil y más capaces de sentir compasión.

187

Dedica tu práctica.

Piensa en que los beneficios de tu sesión sean buenos para ti, para tus seres más queridos y para todos los que te cruces en tu camino diario.

Así que antes de que la práctica acabe, mueve suavemente los dedos de los pies, llevando tu atención a la habitación otra vez.

Y, con suavidad, abre los ojos. Percibe cómo están tu cuerpo y tu mente. ¿Los notas más tranquilos? Intenta alargar esta condición durante el día, impregna todas tus actividades de esta calma y apertura.

Lo que haces y lo que experimentas en cada momento es reflejo de cómo estás internamente, del estado habitual de tu mente. Si estás más despierta y centrada, tu vida tendrá más armonía y contarás con una sensación de satisfacción interna.

MARTES:
GUÍA DE LOS CALDOS VEGETALES

Un vaso de caldo antes de las comidas te prepara para la digestión porque ayuda a «calentar» y tonificar el sistema digestivo. El caldo te hidrata, ya que básicamente es agua, pero también te aporta nutrientes y sales minerales en función de los ingredientes que utilices.

Este cambio te va a ayudar a embellecer la piel y a sentirte mejor.

Vamos a elaborar nuestra lista de caldos para utilizarlos en diferentes situaciones como: alcalinizante, depurativo, nutritivo, diurético...

TU LISTA DE CALDOS

El caldo puede contener tantos ingredientes como nuestra imaginación nos permita. Utilizaremos el sentido común para evitar caldos muy densos o poco digestivos. Pregúntate: ¿qué me hace falta hoy?

- Caldo de alcachofa: depurativo, activa las funciones del hígado y la vesícula biliar. Ingredientes: cebolla, alcachofas, agua, aceite de oliva de primera presión.

- Caldo de apio: depurativo, diurético y adelgazante. No necesita sal. Ingredientes: cebolla, apio, agua, alga nori en copos, aceite de oliva de primera presión.

- Caldo de apio, col y nabo: depurativo, diurético. Su toque dulce nos ayuda con las hipoglucemias. Ingredientes: cebolla, apio, col, nabo, agua, sal marina, aceite de oliva de primera presión.

- Caldo de daikon y setas shiitake: altamente depurativo, ideal para eliminar toxinas, adelgazante. Ingredientes: daikon seco, setas shiitake, alga kombu, shoyu y agua.

- Caldo de alga kombu: remineralizante y depurativo. Ingredientes: verduras básicas (cebolla, puerro, apio, zanahoria, nabo), alga kombu, shoyu y agua.

- Caldo de miso clásico: remineralizante, alcalinizante y digestivo. Ingredientes: cebolla, apio, agua, zanahoria, miso de cebada (no pasteurizado), un trozo de alga wakame.

- Caldo de verduras de raíz (nabo, zanahoria, chirivía...): estabiliza la glucemia, combate la ansiedad por las ganas de dulce. Ideal para los días fríos de invierno. Ingredientes: cebolla, nabo, zanahoria y chirivía, agua, sal marina o shoyu, aceite de oliva de primera presión.

INGREDIENTES QUE ENRIQUECEN NUESTROS CALDOS

Estos ingredientes darán más sabor a los caldos:

- Agua: utilizaremos agua filtrada o agua mineral.

- Miso: es un producto de la fermentación de la soja, se añade al final de la cocción del caldo. Aporta enzimas digestivas y regula la flora intestinal.

- Alga kombu: se coloca directamente en la olla y encima se agrega el resto de los ingredientes. Remineraliza y aporta sabor. Depurativo del sistema nervioso.

- Alga arame: se cocina de 5 a 15 minutos. Depurativo de la zona genital y renal.

- Daikon: es un nabo grande. Remedio muy apropiado contra la obesidad. Si lo rallas en el caldo te ayudará a equilibrar el peso.

- Verduras de raíz: al ser dulces regulan la glucemia y fortalecen el organismo.

- Cebolla: es una hortaliza excelente, tónico digestivo.

- Jengibre: se añade el tamaño de una moneda y lo dejamos durante toda la cocción. El jengibre ayuda a movilizar el estancamiento digestivo. Si estás irritable o tienes síntomas de calor interno, como picores, sequedad o sofocos menopáusicos, no está indicado.

— CALDO EXPRÉS —

Guarda el agua de cocción de las verduras (alcachofas, calabaza...) en la nevera. Es ideal como caldo base para cocinar o para beberlo entre horas.

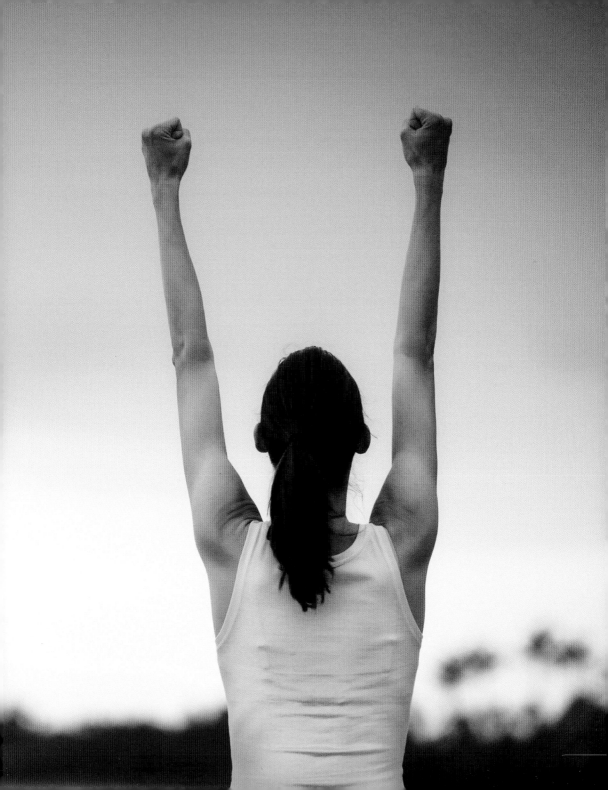

MIÉRCOLES:
MÁS ACTITUDES QUE TE HACEN CRECER

Sigue profundizando en las actitudes que te harán crecer como persona:

- **Flexibilidad:** La realidad es una, pero se puede interpretar de muchísimas maneras, así que desarrollamos la flexibilidad.

- **Esfuerzo:** Cada vez sentimos menos pereza y más ganas de esforzarnos para mejorar, y nos invade la convicción de que esta es la actitud que debemos tener en la vida.

- **Curiosidad:** El adormecimiento y la apatía van desapareciendo, porque no tiene sentido vivir adormecido.

- **Humildad:** Tenemos claro que siempre podemos aprender y mejorar, que estamos en el camino, como todos, y nadie es mejor que nadie.

- **Perdón:** Una vez que comprendemos que todos estamos en el mismo camino y que todos nos equivocamos, se nos hace más fácil el perdón y el resolver los asuntos pendientes con amigos, familiares, exparejas, hijos, padres, etc. El perdón libera al que perdona y al perdonado.

- **Agradecimiento:** Nos sentimos felices con lo que tenemos y agradecemos incluso las dificultades que aparecen y que nos hacen mejorar; nos levantamos contentas, dando gracias por lo que somos, por lo que nos rodea y por lo que nos va a pasar ese día, que viviremos de la mejor forma, con la mayor alegría y con la mayor pasión posible. El agradecimiento es una de las claves para vivir en paz.

Ha sido una experiencia muy enriquecedora para mí, y creo que para todas las participantes. Pilar tiene esa determinación y al mismo tiempo esa ternura que te permiten abrirte a un nuevo mundo sin que parezca difícil.

NOEMÍ

COMPARTIR *Recuerda: cuando compartimos experiencias y conocimientos con otras personas abiertas a ello, nuestra motivación y nuestra energía se refuerzan.*

PILAR

ESTAMOS CONTIGO

El equipo de expertos de ¡Siéntete radiante! comparte consejos de forma periódica a través del Boletín ¡SR! Si quieres recibirlo, suscríbete de forma gratuita a través de www.sienteteradiante.com

SEMANA 8:
Pociones radiantes

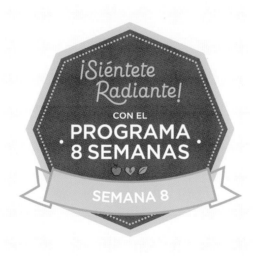

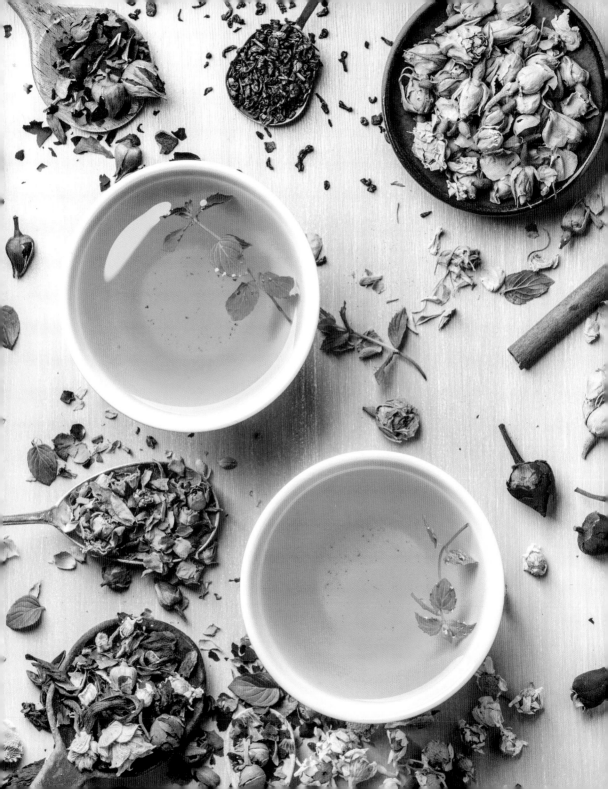

JUEVES:
TIPS PARA REMINERALIZARTE CON BEBIDAS O CONDIMENTOS

La forma actual y más extendida de comer, basada en azúcar, endulzantes, cereales refinados, lácteos, productos industriales, alimentos grasos, mucha proteína animal, refrescos, bebidas estimulantes y/o alcohólicas, etc., nos produce acidez, es decir, crea condiciones de acidez corporal.

¿Cómo nos acidificamos?

La acidez se produce cuando:

— comemos alimentos que acidifican;

— sufrimos estrés;

— respiramos insuficientemente;

— nos cansamos demasiado.

Si hay un exceso de acidez el organismo intenta compensarlo:

— echando mano de la reserva de minerales, primero de los que tenemos en los huesos y luego de los que hay en los órganos (en el cerebro y los riñones);

— eliminando ácido por la orina;

— incrementando el ritmo respiratorio.

Si comemos mal:

— tenemos niveles altos de estrés de forma continuada;

— casi nunca descansamos bien;

— respiramos superficialmente.

La acidez se vuelve crónica, nos vamos desvitalizando y entonces:

— nos sentimos cansadas siempre;

— tenemos dificultades para concentrarnos;

— según el carácter, puede que también seamos más propensas a vaivenes emocionales.

¿Qué podemos hacer para alcalinizarnos y compensar todo eso?

— Ante todo, comer de forma equilibrada, a base de cereales integrales, verduras, legumbres, semillas, algas y otros alimentos naturales, con condimentos alcalinizantes y bebidas remineralizantes.

— Masticar bien para mezclar el alimento con la saliva, que es un fluido muy alcalino.

— Respirar adecuadamente, como hemos visto en la fase anterior.

— Hacer ejercicio de forma regular pero sin agotarnos, sin cansarnos en exceso.

— No someternos a estrés de forma continuada. Puedes tener estrés en un momento determinado, pero intenta alejarte de situaciones estresantes.

— No comer en exceso.

— No cenar tarde.

— Dormir lo suficiente.

Estos son algunos de los alimentos que más acidifican:

— las grasas

— los aceites fritos

— la carne

— los huevos

— los embutidos

— el azúcar y otros endulzantes

— los refrescos azucarados

— los helados

— la bollería azucarada, los farináceos en general

— el alcohol

Si nos notamos muy cansadas, tenemos algunos trucos sencillos para alcalinizarnos de forma rápida.

Podemos tomar:

- Un té de kombu, que es depurativo, refrescante y un excelente remineralizante; para las mujeres resulta fantástico porque además es muy bueno para la circulación y para el sistema nervioso en general, al que aporta muchos minerales.
- Un té bancha muy caliente, que puedes preparar con una cucharadita de tamari. Esto es una mezcla que alcaliniza rápidamente. Con solo beber una taza, lo notarás enseguida.
- Si no te gusta el té puedes recurrir a zumos o batidos a base de verduras verdes frescas.
- También puedes echar mano de los condimentos remineralizantes, por ejemplo el gomasio, que aporta minerales y todos los beneficios del sésamo, la sal mezclada con algas, los polvos de algas, el miso, el shoyu o tamari, la pasta de umeboshi, que además de remineralizante es muy tónica y digestiva. Podemos usarla en las salsas o ponerla en la cocción de los alimentos.
- Otra bebida mágica es el té de ciruela umeboshi, indicado cuando tenemos dolor de barriga, indigestión o diarrea, porque hidrata y combate la infección intestinal ayudando a que se restablezca la flora benéfica. También es muy alcalinizante, por lo que combate el cansancio, y en verano es refrescante, aunque no conviene abusar de él, porque es bastante salado. Se prepara con una ciruela umeboshi o una cucharada de postre de pasta umeboshi y un litro de agua. Hervimos la ciruela o la cucharada de pasta en el agua 15 minutos y luego lo dejamos enfriar para beberlo a temperatura ambiente. Si nos queda salado, podemos añadir más agua.

197

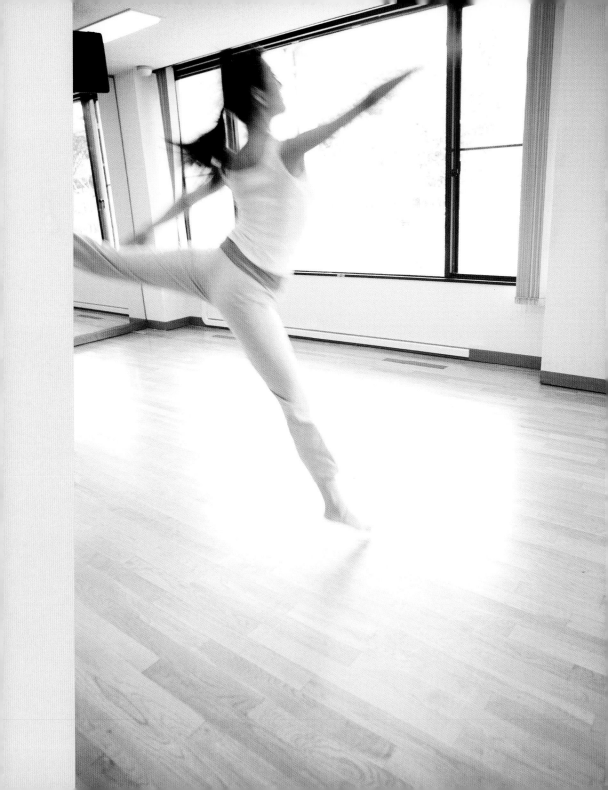

VIERNES:
MUEVE LA CINTURA, LAS CADERAS
Y LIBERA ESTRÉS: ¡BAILA!

El hígado es un órgano que filtra la sangre del organismo, y, también, a nivel energético, actúa como filtro emocional. La falta de sueño, el cansancio, las comidas poco saludables, el exceso de horas frente a las pantallas o la falta de ejercicio regular son factores que «calientan» y «secan» nuestro hígado. Ese «calor de hígado» afecta directamente a nuestro estado emocional: el flujo energético se bloquea y aparecen la ira, la cólera, la irritación de forma espontánea.

Obviamente, una dieta apropiada, como la que ya estás haciendo, un sueño reparador, paseos por la naturaleza, un uso regulado de las pantallas, aliviarán los síntomas. Y podemos hacer algo extra para mejorarlos: mover el torso, activando la zona abdominal y pélvica, de forma que el movimiento ayude a desbloquear el estancamiento de energía en la zona del hígado.

Para ello, ¡bailar es excelente!

Si reunimos ahora todas las actividades que has ido integrando a lo largo de las 8 semanas, tu rutina de ejercicio semanal puede ser algo así:

Lunes	Martes	Miércoles	Jueves	Viernes	Sábado	Domingo
Caminar		Caminar		Caminar		Caminar en la naturaleza
Mesa trabajo	Mesa trabajo	Mesa trabajo	Mesa trabajo	Mesa trabajo		
Suelo pélvico	Suelo pélvico	Suelo pélvico	Suelo pélvico	Suelo pélvico	Suelo pélvico	Suelo pélvico
	Abdominales/ sentadillas		Abdominales/ sentadillas		Abdominales/ sentadillas	
	Aeróbico (correr, bailar, tabla)		Aeróbico (correr, bailar, tabla)		Aeróbico (correr, bailar, tabla)	

SÁBADO:
TU LISTA DE LA COMPRA

Esta última semana compraremos los siguientes ingredientes:

- 1 ciruela umeboshi o 1 cucharada de postre de pasta de umeboshi

- 1 cucharada sopera de kuzú

- salsa de soja (shoyu o tamari)

- 1 taza de té bancha o kukicha (muy caliente)

- agua mineral

- 1 puñado de hojas de menta fresca

- ½ pepino cortado a finas rodajas (sin pelar, si es ecológico)

- 2 cucharadas soperas de frambuesas (frescas o deshidratadas)

- 1 puñado de hojas de hierbaluisa fresca (o menta)

- 2 ramitas de romero

- rodajas de limón

DOMINGO:
LAS RECETAS DE LA SEMANA

UME-SHO-KUZU (TONIFICANTE)

Ingredientes

1 CIRUELA UMEBOSHI
    O 1 CUCHARADA DE POSTRE
    DE PASTA DE UMEBOSHI
1 TAZA DE AGUA MINERAL

1 CUCHARADA SOPERA DE KUZÚ
5 GOTAS DE SALSA DE SOJA
    (SHOYU O TAMARI)

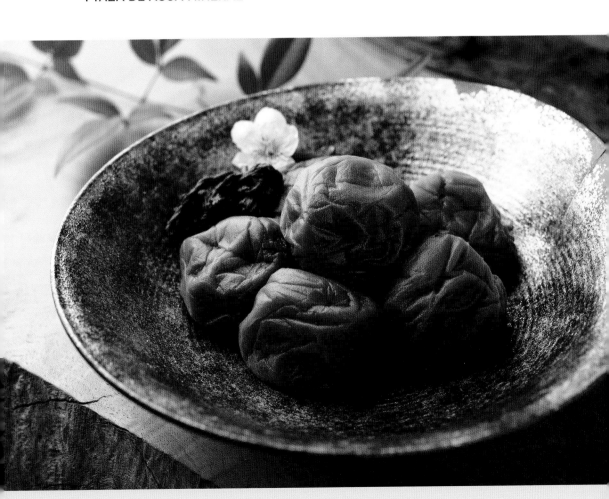

Se prepara así

Diluir el kuzú en un poco de agua fría. En una olla, echar el resto del agua, el kuzú disuelto y la pasta de umeboshi o la ciruela desmenuzada. Llevar a ebullición, con fuego medio, removiendo constantemente, hasta que espese y se vuelva transparente. Añadir las gotas de shoyu y servir. Tomar bien caliente.

ES INTERESANTE QUE SEPAS

Este preparado tonifica la fuerza digestiva, ayuda a combatir el cansancio, es muy adecuado para combatir las diarreas y los problemas digestivos producidos por un consumo excesivo de productos muy expansivos o fríos (alcohol, dulces, frutas...).

202

TÉ DE 3 AÑOS CON TAMARI

Ingredientes

1 CUCHARADA DE POSTRE DE SALSA DE SOJA (TAMARI O SHOYU)
1 TAZA DE TÉ BANCHA O KUKICHA (MUY CALIENTE)

Se prepara así

Poner el tamari o el shoyu en la taza. Verter el té encima muy caliente. Remover y tomar.

ES INTERESANTE QUE SEPAS

Esta bebida es un alcalinizante exprés. Es excelente para combatir el cansancio y vigorizarse. Con una taza es suficiente.

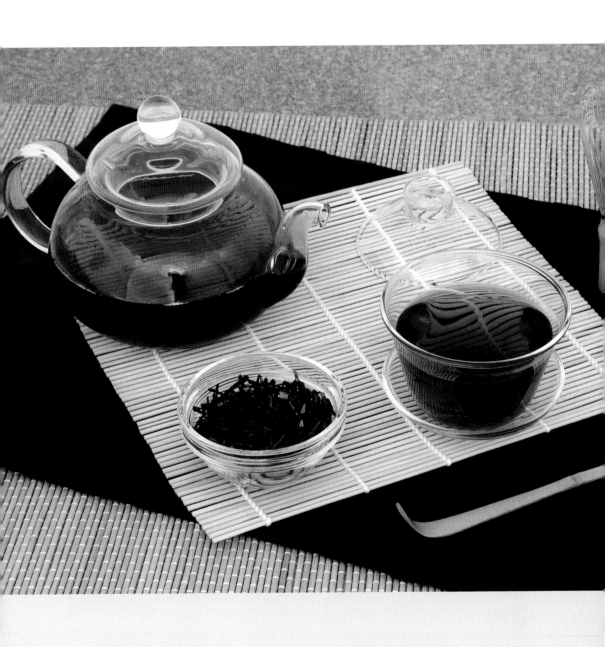

AGUAS SABROSAS

Ingredientes

Primera opción:

AGUA MINERAL
1 PUÑADO DE
   HOJAS DE MENTA
   FRESCA
½ PEPINO CORTADO
   A RODAJAS
   FINAS (SIN
   PELAR, SI
   ES ECOLÓGICO)

Segunda opción:

AGUA MINERAL
2 CUCHARADAS
   SOPERAS DE
   FRAMBUESAS
   (FRESCAS O
   DESHIDRATADAS)
1 PUÑADO DE HOJAS
   DE HIERBALUISA
   FRESCA (O MENTA)

Tercera opción:

AGUA MINERAL
2 RAMITAS
   DE ROMERO
RODAJAS DE LIMÓN

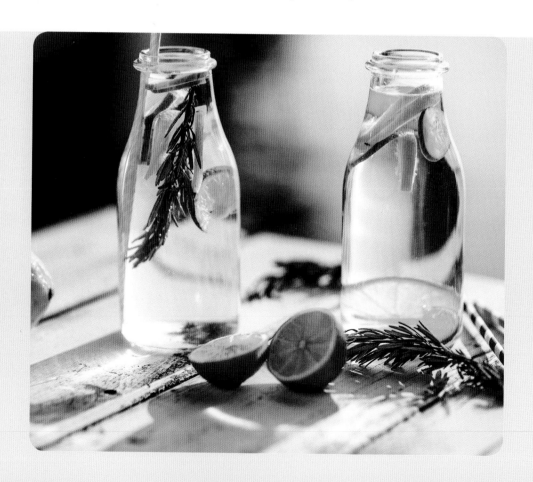

Se prepara así

En todos los casos, llena una jarra de agua y añade los ingredientes. Deja que se maceren durante al menos ½ hora antes de servirla fresquita o a temperatura ambiente. El resultado es un agua sabrosa, rica en minerales, depurativa y ¡muy decorativa!, ideal para sustituir los refrescos industriales o bebidas azucaradas.

ES INTERESANTE QUE SEPAS

Un tip: *puedes preparar cubitos de hielo picando los ingredientes.*

LUNES:
TOMA CONCIENCIA PARA SER LIBRE

Lo cierto es que a menudo no somos conscientes de lo que le pasa a nuestro cuerpo, pero tampoco somos conscientes de qué pasa con nuestras emociones y nuestros pensamientos.

Vivir con conciencia significa investigar y observar cómo están nuestro cuerpo, nuestras emociones, nuestros pensamientos. Se trata de escucharnos, liberar lo que sentimos y estar en forma y en equilibrio para ir tomando en cada momento las mejores decisiones.

Tomar conciencia es el primer paso que nos impulsa a cambiar, porque no podemos generar cambios sin ser conscientes de que los necesitamos; con la conciencia nos volvemos libres.

En la práctica de meditación de esta semana, nos centraremos en nuestra conciencia y en las sensaciones de nuestro cuerpo.

Repite cada día esta técnica, a la misma hora y en el mismo sitio, durante al menos 15 minutos. Recuerda que si no puede ser exactamente así, no pasa nada. La cuestión es mantener el hábito con cierta regularidad.

Toma asiento en tu rincón de meditación, o en otro lugar en el que puedas estar tranquila y cómoda durante los próximos minutos. Empieza por sentarte en una postura confortable, posa amablemente las manos en las rodillas. Hoy, vamos a intentar mantener los ojos abiertos durante la sesión. Si ves que no te concentras, ciérralos, no pasa nada. La idea de dejarlos abiertos es la de empezar a sentir que la meditación forma parte de tu realidad cotidiana. Es un estado de calma y plena presencia que puedes extender a muchas de tus actividades. Practicar con los ojos abiertos te ayuda en este sentido.

Establece la motivación de tu práctica.

Voy a meditar por mi bien y también, ¿por qué no?, por el bien de otras personas. Esto le dará a tu práctica una dimensión que va más allá de tu propio beneficio personal.

Respira con naturalidad. Enfoca la atención en tu respiración.

Nota tu cara relajada y suave.

Inspira, exhala. Nota cómo la respiración fluye y cómo se dirige hacia dentro y hacia fuera.

Siente tu cuerpo, siente cómo cada célula está viva, observa con conciencia cómo el aire entra y sale de tu cuerpo inhalando y exhalando.

Ahora deja que tu conciencia vaya desde la respiración a la sensación.

Empieza por sentir cómo recorre todo tu cuerpo, desde la cabeza hasta los pies, nota cómo pasa por la cara, por el cuello, por los brazos. Pasa por el brazo izquierdo y el brazo derecho, por el abdomen, las piernas (pierna izquierda y pierna derecha), y continúa hasta los dedos de los pies.

Nota cada sensación y observa si tu cuerpo se siente caliente o frío, relajado o tenso.

Todas esas sensaciones formarán parte de tu conciencia. Nota lo consciente que eres al sentir esa sensación y disfrútalo especialmente.

Si te distraes durante la práctica, no te preocupes, no hay nada que esté mal. De hecho es muy normal, lo que importa es que lleves la paciencia a la conciencia y que seas muy consciente de lo que está pasando.

No juzgues y vuelve a centrarte en las sensaciones, manteniendo una respiración natural fluida, llevándola dentro y fuera.

La conciencia es tu maestra; cuando tengas hambre, come; cuando estés cansada, duerme. Cuanto más capaz seas de ver y escuchar con conciencia, más tranquila te sentirás.

Dedica tu práctica.

Piensa en que los beneficios de tu sesión sean buenos para ti, para tus seres más queridos y para todos los que te cruces en tu camino diario.

Así que antes de que la práctica termine mueve los dedos y los pies y nota tu cuerpo y tu mente manteniendo despierta la conciencia.

Reflexiona un momento sobre la manera en que todas estas prácticas te están ayudando en tu día a día.

A partir de aquí, te recomiendo que durante los próximos meses hagas 1 vez a la semana este recorrido completo. Si deseas tener una guía para estas prácticas, la encontrarás en el programa online de 8 semanas www.sienteteradiante.com.

Quiero que sepas que me sentiré muy feliz si estas prácticas te han estado ayudando. Si quieres compartir tus sensaciones, experiencias y encontrar respuesta a tus dudas, puedes hacerlo a través de las redes sociales de ¡Siéntete radiante!, en Facebook e Instagram.

Tú eres alguien único y especial, sigue adelante buscando siempre la mejor versión de ti misma.

 www.facebook.com/sienteteradiante

 www.instagram.com/sienteteradiante

MARTES:
SIMPLIFICA TANTO COMO PUEDAS

¿Has identificado alguna vez la sensación de contemplar tu casa y tus cosas y sentirte agobiada en lugar de rebosante de energía? ¿Te gustaría que apareciera un hada madrina que se llevara todos los objetos que acumulas y no utilizas, para poder comenzar a ordenar tu espacio de nuevo? Deshacerse de lo innecesario es muy saludable, es como empezar a comer con sentido.

Si a la vez que mejoras tus hábitos de vida, cambias la actitud y la diriges hacia una forma de vivir más esencial y sencilla, verás cómo se transforma el modo en el que tomas las decisiones respecto a los objetos que tienes y a los que introduces en tu vida. Date la ocasión de que, poco a poco, puedas revisar lo que tienes en cada cajón, armario y habitación, asegurándote de que cada una de las cosas que posees tenga una función clara. Coloca cada objeto en su lugar adecuado. Así, poco a poco, irás reduciendo la cantidad de objetos que tienes en casa. Con respecto a la cocina, asegúrate de que vas reduciendo al mínimo necesario la cantidad de aparatos de cocina, ollas, sartenes y vajilla. Y comprueba cómo tus encimeras se van despejando. De una forma casi mágica, verás que una cocina despejada aloja de forma perfecta tus hábitos de alimentación consciente, de manera que se vayan asentando e integrando en tu vida.

IMPRESCINDIBLES EN TU COCINA

Aquí tienes una lista de los utensilios que consideramos útiles para que puedas preparar las recetas del programa.

Seguramente ya tendrás la mayoría en tu cocina, y si no es así, igual puedes pedírselo prestado a alguien o estar atenta a las ofertas que puedas encontrar. (•‿•)

- Un cuchillo grande: puede ser de acero, o de cerámica. Nosotros somos fans de estos últimos, porque son impermeables a las reacciones químicas, ya sea con alimentos ácidos o alcalinos. La comida no reaccionará al cuchillo y permanecerá más fresca por más tiempo. Además, no se desafilan. Eso sí, deberás cuidarlos, puesto que se rompen fácilmente si se golpea la hoja.

- Un buen cuchillo pequeño (de nuevo, de cerámica).

- Una sartén pequeña libre de antiadherentes tóxicos.

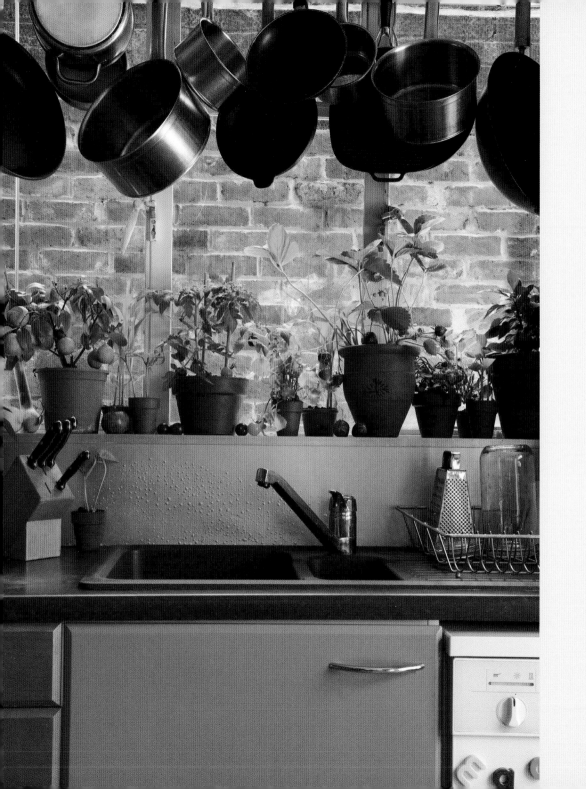

- Una sartén de tamaño mediano, preferiblemente con una tapa.

- Una olla pequeña.

- Una olla mediana (con tapa).

- Una olla grande (con tapa).

- Una cuchara de madera para remover.

- Un cucharón.

- Unos palillos de madera.

- Un cepillo de verduras: ideal para lavar verduras ecológicas, así no tienes que pelarlas y puedes aprovechar todos los nutrientes de la piel (zanahoria, rábanos, nabos, chirivías…).

- Un recipiente mediano para el horno.

- Un rallador de caja.

210

- Una batidora eléctrica.

- Contenedores de cristal con tapas de plástico para la nevera y el congelador de varios tamaños.

- Un molde para horno (cristal, cerámica o silicona de calidad).

- Jarra de cristal con tapa para guardar líquidos en la nevera.

* En el P8S online encontrarás enlaces de confianza para obtener estos utensilios.

MIÉRCOLES:
MANTENTE SIEMPRE ALERTA

VIVE ALINEADA CONTIGO MISMA

Vivir alineada con una misma, conectada con una misma, satisfaciendo las necesidades de nuestra alma, de nuestra esencia, es fuente de salud y de bienestar interno, y no hacerlo es fuente de enfermedad y malestar. De hecho, muchas enfermedades se desarrollan justamente por negar eso que somos.

Además, como estás alimentando tu cuerpo de forma adecuada, lo que es una gran ayuda para fomentar las cualidades que hay en ti y los pensamientos positivos, estás contribuyendo a la vez a estar alerta para expulsar todo lo negativo, «rollífero» y oscuro que quiera aparecer.

Mantente siempre atenta y iverás los resultados!

Me ha ayudado a refrescar información y hábitos que tenía un poco oxidados. Me parece un método excelente por la amplitud de consejos, información y profundidad llevado de una forma muy amena y cercana. Considero que, quizá, su principal virtud es que se piensa en la mujer de forma integral. Gracias por ayudarme a ser y estar mejor.

M.ª JESÚS

Vive con pasión y ofrece lo mejor de ti misma.

Siempre digo que las mujeres tenemos que ser ambiciosas, porque la ambición, bien entendida, no es mala. La ambición que realmente nos trae beneficios es aquella que nos lleva a conectar con nuestra verdadera esencia como mujeres y como seres humanos, y a esforzarnos todo lo que podamos para dar lo mejor de nosotras mismas.

PILAR

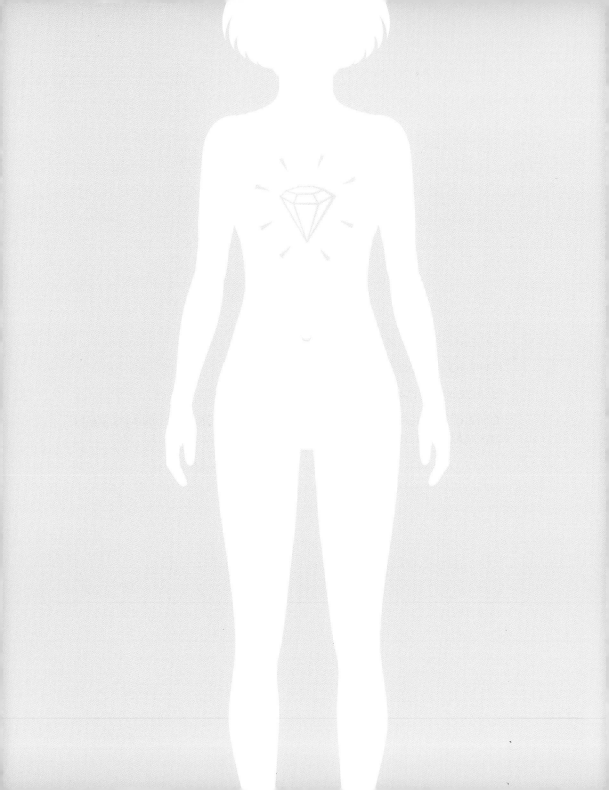

REVISA TU PROGRESO

Recuerda siempre tomar nota de tus objetivos y registrar la experiencia completa, pues te ayudará a tomar conciencia del proceso y de cómo vas progresando.

ENCUESTA

¿Qué temas han sido relevantes para ti a la hora de apuntarte al programa? Señala las opciones más importantes para ti.

☐ QUIERO REGULAR MI PESO

☐ QUIERO APRENDER A COMER DE FORMA EQUILIBRADA

☐ QUIERO TENER MÁS ENERGÍA

☐ QUIERO DESINTOXICARME

☐ QUIERO APRENDER NUEVAS RECETAS

☐ QUIERO TENER MÁS ORGANIZACIÓN: MENÚS, *PLANNINGS* PARA MIS HÁBITOS

☐ QUIERO ENCONTRAR UNA RUTINA DE EJERCICIO

☐ QUIERO INTEGRAR LA MEDITACIÓN EN MI VIDA

☐ QUIERO TENER UNA PIEL MÁS LIMPIA Y LUMINOSA

☐ QUIERO DIGERIR MEJOR LOS ALIMENTOS

☐ QUIERO EQUILIBRAR MI ESTADO DE ÁNIMO

☐ QUIERO APRENDER A CUIDARME

☐ HAGO ESTO PARA AYUDAR A UNA AMIGA O FAMILIAR

OTRAS RAZONES:

....

....

....

FORMULARIO

SEMANA 3

¿CÓMO TE SIENTES DESPUÉS DE 3 SEMANAS CON EL PROGRAMA?

....

....

....

¿HAS NOTADO CAMBIOS EN TU CUERPO, EN TU MENTE, EN TU ESTADO DE ÁNIMO?

....

....

....

214

SEMANA 7

¿CÓMO TE SIENTES DESPUÉS DE 7 SEMANAS CON EL PROGRAMA?

....

....

....

¿HAS NOTADO CAMBIOS EN TU CUERPO, EN TU MENTE, EN TU ESTADO DE ÁNIMO?

....

....

....

RECURSOS PRÁCTICOS

- **Audio de meditación guiada:** aquí tienes un audio de meditación guiada.
  http://sienteteradiante.com/blog/
  te-regalamos-una-meditacion-guiada-con-pilar

- **Videorrecetas:** aquí tienes algunas videorrecetas para aprender a cocinar con sentido de la mano de Pilar.
  http://sienteteradiante.com/blog/categoria/recetas

- **Colorea un mandala para serenar la mente:** colorea un mandala con plena atención, disfrutando de cada trazo y del original resultado que vas consiguiendo.

- **Encuentros ¡Siéntete radiante!:** ¿te hace ilusión encontrarte con el equipo de ¡Siéntete radiante!, y con las personas que se identifican con su mensaje? ¡Acude a los encuentros!
  http://sienteteradiante.com/agenda

- **Boletín ¡Siéntete radiante!:** suscríbete al boletín de consejos gratuito.
  http://sienteteradiante.com/

- **P8S online:** con el Programa de 8 Semanas online, un equipo de expertos y yo te acompañamos día a día de forma activa para que aprendas a comprar y cocinar con sentido, a meditar y a cuidar tu estilo de vida. Introduce este código y disfrutarás de un descuento especial: **P8SLIBROGR.** *
  https://sienteteradiante.com/public/create/sign

- **¿Dónde compro?:** esta es una pregunta con mucho sentido, ya que una selección adecuada puede resultarnos complicada. Desde el P8S online te aconsejamos proveedores de nuestra confianza para que lo que lleves a casa sume salud para ti y los tuyos.

- **Redes sociales:**

  www.facebook.com/sienteteradiante   www.instagram.com/sienteteradiante

- **Conferencias y formación en empresas:** si deseas que las personas que forman tus equipos aprendan a optimizarse con nuestro apoyo. escríbeme y lo hablamos.

- **Acompañamiento personalizado:** si eres de las que prefieren el tú a tú, escríbeme y veremos cómo organizarlo.

---

* Este descuento no es acumulable a otras promociones.

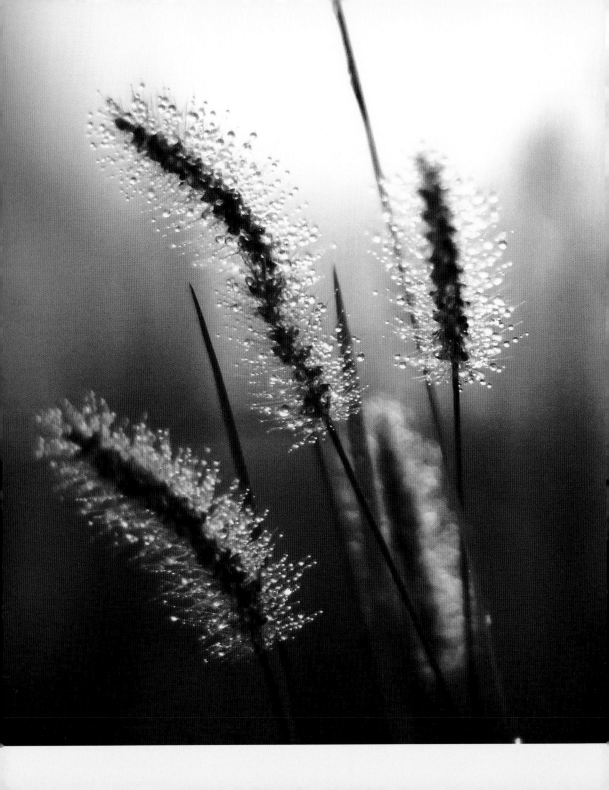

AGRADECIMIENTOS

A medida que pasan los años, cada vez me siento más conectada a la vida y agradecida por lo que me ofrece. Hay mucho que descubrir y aprender, y siento la necesidad de compartir lo que conozco con los demás. Mi forma de hacerlo es con los libros y los programas de ¡Siéntete radiante!, pues a través de ellos intento compartir todo aquello que a mí me sirve para vivir cada día con salud y equilibrio.

Gracias a todas las personas que comprenden esta intención y me ayudan a llevarla a cabo: mi familia, el equipo de ¡Siéntete radiante!, y todos los que se unen para tejer la red de personas radiantes. Confiamos en que la determinación de tantas personas juntas por vivir con conciencia sea una semilla para incitar cambios positivos en nuestra sociedad. ¿Te unes tú también? ¡Gracias!

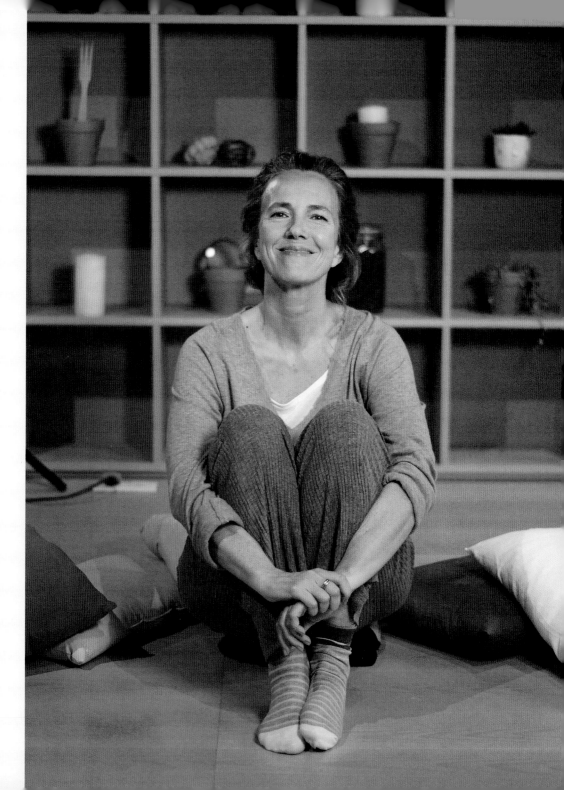

BIOGRAFÍA DE PILAR BENÍTEZ

Defiendo la idea de que si las personas aprenden a gestionar su salud usando como recursos sus hábitos de alimentación y de vida, pueden vivir con confianza e irradiar salud, seguridad y pasión, y contagiar además ese bienestar a su entorno y, entonces, el mundo será un lugar mejor.

Mi permanente inquietud por ahondar en la comprensión del ser humano, entendido como un todo, ha provocado mi acercamiento a los efectos de la alimentación y la meditación sobre la salud y el estado general de la persona.

Soy licenciada en Ciencias Empresariales y MBA por ESADE. Me he especializado en nutrición energética, salud y cocina terapéutica en diversos cursos y seminarios impartidos por los especialistas más prestigiosos; asimismo, he profundizado (y sigo trabajando cada día en ello) en la práctica de la meditación, de la mano de la tradición budista.

Colaboro desde hace quince años con el Centro de Medicina Biológica y Nutrición Energética de Barcelona.

He sido madre de cinco hijos maravillosos.

Soy autora de los libros *¡Siéntete radiante! Manual de salud natural para mujeres* (Zénith/Planeta, 2014), *Mujeres agotadas y cómo dejar de serlo* (Grijalbo, 2016) y *Alimentos que curan* (Oniro, 2013), este último en colaboración con el doctor Jorge Pérez-Calvo.

Dirijo la plataforma online www.sienteteradiante.com desde donde, junto a un equipo de expertos en el área de la salud, se ofrece formación en hábitos de alimentación y de vida saludables a través del Programa de 8 Semanas online. También ofrezco un servicio de acompañamiento personalizado para aprender a comer y vivir con sentido.

Puedes contactar conmigo escribiendo a pilar@sienteteradiante.com, y contestaré... ¡lo más pronto que me sea posible!

Muchas gracias, un abrazo radiante,

PILAR BENÍTEZ